I want to improve my skills

ナースのためのスキルアップノート

看護の現場ですぐに役立つ
透析ケアのキホン

患者さんの生活を支えるケア技術が身に付く！

植木 博子

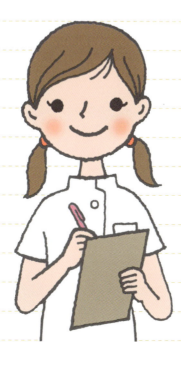

秀和システム

はじめに

　本書を手にとってくださる方は、どのような方かと想像しながら書き始めました。
　新しく透析室に配属された方なのか？　腎臓内科病棟に配属されたばかりの方なのか？
　透析治療は機器を扱いますので、看護師にとっては、その操作などで躊躇される方もいるかな？　などと思いをめぐらせています。
　どのような方であっても「透析」という言葉に対して苦手意識や疑問をお持ちで、解決の糸口をさぐっていらっしゃる方ではないかと想像しています。
　地域包括ケアシステムの中において、透析患者さんは様々な場面で医療を受けていくことが想像されます。また、透析患者さんの数が年々増加している日本において、透析を受けながら生活をする人を支える場面は、広がるばかりと思われます。

　今回のテーマである「透析ケア（看護）」の対象となる慢性腎臓病患者さんは、長い人生を疾患や治療と共に歩かれてきている方々です。その生活がどのようなものであるのか、そのため看護師に何ができるのか、本書がそれを考えていただける材料になったらいいなと思っています。
　そして、本書から学ぶことをきっかけに、その他の慢性疾患患者さんに対する看護についても、つながりを持って考えることができると思います。

2018年6月

植木　博子

看護の現場ですぐに役立つ
透析ケアのキホン

contents

はじめに……………………………………… 2
本書の特長…………………………………… 7
本書の使い方………………………………… 8
この本の登場人物…………………………… 10

chapter 1 透析看護の基本

腎臓の仕組み ……………………………………………………… 12
腎臓の役割 ………………………………………………………… 15
慢性腎不全から慢性腎臓病 ……………………………………… 17
   NurseNote　慢性腎臓病の看護のポイント ………………… 21
保存期腎不全の看護 ……………………………………………… 22
   NurseNote　地域全体での関わり …………………………… 26
腎臓に関するフィジカルアセスメント ………………………… 27
腎臓病患者に対する精神的ケア ………………………………… 31
腎臓病患者に対する社会的問題 ………………………………… 33
   NurseNote　慢性疾患患者さんに対する社会的な問題解決 … 34
腎代替療法 ………………………………………………………… 35
   NurseNote　療養指導のプロフェッショナル ……………… 38
   NurseNote　「透析にならないように」という思い ……… 39
腎臓病患者に対する教育 ………………………………………… 40
   Column　血液透析患者数 ……………………………………… 42

chapter 2 血液透析

- 透析機器の準備（治療前） …………………………………………………………… 44
  - NurseNote　治療開始前のチェックポイント ……………………………………… 45
- 患者の看護（治療前） ………………………………………………………………… 46
  - NurseNote　穿刺時のチェックポイント …………………………………………… 48
- 透析機器のチェック（治療中） ………………………………………………………… 49
  - NurseNote　透析機器チェックポイント …………………………………………… 52
- 患者の看護（治療中） ………………………………………………………………… 53
- 透析機器のチェック・患者の看護（治療後） …………………………………………… 55
  - NurseNote　テープを剥がす作業 ………………………………………………… 56
- 血液透析患者の食事管理 ……………………………………………………………… 57
  - NurseNote　自宅で血液透析 ……………………………………………………… 58

chapter 3 腹膜透析

- 腹膜透析療法 …………………………………………………………………………… 60
- 腎代替療法（腹膜透析） ………………………………………………………………… 62
- 透析機器の準備 ………………………………………………………………………… 63
- 手技の獲得 ……………………………………………………………………………… 64
- 腹膜透析の治療スケジュール …………………………………………………………… 66
- 患者の看護 ……………………………………………………………………………… 67
- トラブルの対処方法 ……………………………………………………………………… 69
- 腹膜透析患者の食事管理 ……………………………………………………………… 72
- 腹膜の透過性をチェック ………………………………………………………………… 73
  - NurseNote　PET検査 ……………………………………………………………… 73

併用療養 ··· 74

chapter 4 腎臓病患者の合併症と看護

透析による合併症 ·· 76
循環器系合併症 ··· 77
 NurseNote　ドライウェイトの評価方法 ·· 78
 NurseNote　血圧を高くすることで生き延びてきた!? ···································· 78
シャント関連合併症 ·· 79
骨ミネラル異常症 ·· 80
便秘・皮膚トラブル ·· 81
フレイル予防 ·· 82
透析医療における社会保障制度 ·· 84
 NurseNote　災害対策に備えた生活指導 ··· 87
 Column　血液透析患者の状況 ·· 88

chapter 5 高齢透析患者に対する看護

「高齢化」による医療費の増大 ··· 90
高齢者による療養生活 ·· 92
 NurseNote　高齢者のアセスメントのポイント ·· 93
透析導入年齢の上昇 ··· 95
 NurseNote　認知症患者さんの透析療法 ··· 98
透析患者の高齢化（考えるべき視点）·· 99
終末期医療に関するガイドライン ··· 100
維持血液透析の開始と継続に関する意思決定プロセス ······································· 102

Column　長時間血液透析 …………………………………………………………… 104

chapter 6　慢性疾患看護におけるコミュニケーション

慢性疾患患者（透析患者）との関わり方 ……………………………………………… 106

appendix a　参考資料

末期腎不全に対する治療手段の比較／各国の末期腎不全に対する腎代替療法の割合 … 110
透析にかかる主な診療報酬点数／障害者等加算を算定している患者の状態別割合 … 111

　　参考文献 …………………………………………………………………………… 112
　　索引 ………………………………………………………………………………… 113

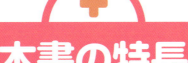

本書の特長

「透析ケア」は、日常生活において非常に重要です。本書は現場の看護師さんに向けて透析ケアのポイントを解説しました。

役立つポイント1　実践ですぐ役立つ

実際の現場で遭遇する様々な場面を想定しているので、患者さんの症状や状態に応じて対応することができます。エビデンスに基づいた資料を提示していますので、単なる技術や知識だけでなく背景を学べます。

役立つポイント2　図やイラストから具体的なイメージが掴める

図やイラストを多用して具体的にイメージできるようにしました。

役立つポイント3　必要な対応がわかる

なぜそのケアを行っているのか、理由から理解することができるので、患者さんにも的確に説明できるようになります。

役立つポイント4　疾患別の治療法や日常生活の注意点がわかる

透析ケアの効果的な方法を理解することで、適切な介助が速やかにできるようになります。また患者さんに合った具体的なアドバイスができます。

役立つポイント5　本文とナースノートの2本立て解説

　本書は、透析看護の基本から現在の透析看護を取り巻く事情までを網羅的に解説しています。透析看護の基礎と現状を知る入門書として役立ててください。また、専門的な解説や異なる視点からの説明が必要と思われる項目には、随所にナースノートを設けています。本文とナースノート、さらにコラムを読むことで、理解をより深めることができる構成となっています。

役立つポイント6　先輩看護師からのアドバイス

　先輩看護師など、ワンポイントアドバイスを随所に入れていますので、あわせて読むことでより理解が深まります。

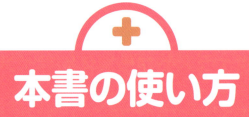

本書の使い方

　本書はChapter 1からChapter 6までで構成されています。通読することで透析看護の基本と概略がひととおり理解でき、さらに詳しく学ぶ次のステップへの足がかりになります。

Chapter 1　透析看護の基本

　透析看護を実践するうえで基本となる内容をまとめました。解剖生理をおさえていることから疾患の理解をすすめ、必要な看護を学んでいきましょう。

Chapter 2　血液透析

　血液透析は、人工腎臓（ダイアライザー）を使用して、血液を人工的にフィルトレーションする治療になります。全身の血液を、長時間かけて、機械的にポンプで体外に出して行う治療方法です。日本では、血液透析を受けている患者さんのほうが圧倒的に多いのが特徴です。

Chapter 3　腹膜透析

　腹膜透析は、自分の腹膜をフィルター役割の代わりして血液を浄化していく治療になります。自宅で、患者さん自身が行う治療になりますので、その手順の修得や自宅の準備などを整えていく必要があります。

Chapter 4　腎臓病患者さんの合併症と看護

　長く全身に影響を与え続ける腎臓病は、様々な合併症をきたします。その予防策と共に看護について学びましょう。

Chapter 5　高齢透析患者さんに対する看護

　透析療法における高齢者の課題は、非常に複雑で、解決困難なものになっています。高齢透析患者さんに対する看護は、患者さんだけでなくその周囲も対象に含まれます。広い視野から考えてみましょう。

Chapter 6　慢性疾患看護におけるコミュニケーション

　長く病気を持ちながら生活されている方とのコミュニケーションは看護の基本となりますが、とても難しいものでもあります。実践を通した理解が大切ですが、その際のポイントを解説しましょう。

この本の登場人物

本書の内容をより理解していただくために
ベテランナース、先輩ナースからのアドバイスや、ポイントを説明しています。
また、新人ナースや患者のみなさんも登場します。

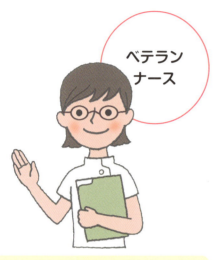

看護師歴10年の看護師長。やさしさの中にも厳しい指導を信念としています。

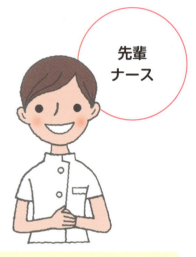

看護師歴5年の先輩ナース。新人にとっては身近な存在であり、指導役でもあります。

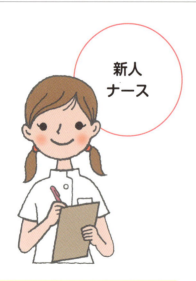

看護師歴1年の新人ナース。医師や先輩たちのアドバイスを受けて、早く一人前になることを目指しています。

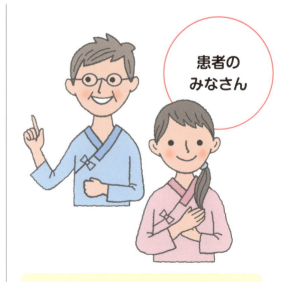

患者さんからの気持ちなどを語っていただきます。

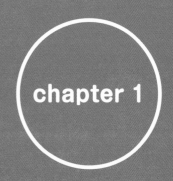

透析看護の基本

透析看護の基本となる腎臓の解剖生理から学び、
疾患の特徴の理解をすすめます。

腎臓の仕組み

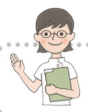

透析看護を考えるときに、理解しておくべき土台となる知識は、腎臓の仕組みです。

腎臓の仕組み

　ここでは「透析ケア（看護）」という言葉で書きましたが、透析療法にまつわる看護というものは、すべて腎臓病に対する看護につながっているものです。多くの患者さんは少しずつ腎機能が低下して、長い療養生活を過ごされたのちに透析療法を受けることになります。低下していく腎機能をアセスメントし、看護につなげていくことが重要になります。

　そのため、看護師は腎臓病の病期についての理解と、各種透析療法についての知識や合併症の知識などと共に、生活者として患者を捉える能力が問われます。

　腎臓は非常に繊細な臓器で、細かい血管の集合体であるといえます。糸のような血管がたくさんあり、細かい血管からコーヒーフィルターのように不要なものを濾過し、バランスを整えるのが腎臓の役割です。

・水分の調節：身体にとって不要な水分を身体の外に排出する。
・老廃物の排泄：尿毒素と呼ばれるものを排泄する。
・電解質バランスの維持：電解質を適切に保ち、身体の中のバランスを調整する。
・血液のpH調節：代謝による酸性／アルカリ性のバランスを調整する。
・血圧の調節：水分の調節と共に血圧を上げる作用のあるホルモン（レニン）を分泌する。
・ビタミンDの活性化：骨を丈夫にするビタミンDを腎臓と肝臓が活性化する。
・造血ホルモンの分泌：赤血球産生に関わるホルモン（エリスロポエチン）を分泌する。

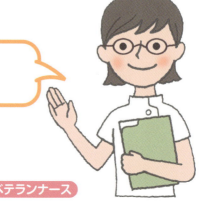

透析看護の土台は、腎臓の仕組みを知ることから！！！

ベテランナース

▼腎臓の役割

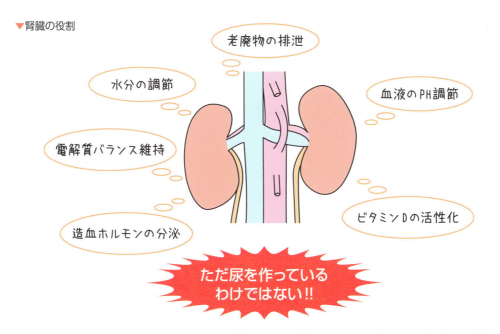

解剖生理学の学習のときに、みなさんは腎臓の解剖図を一度は眺めたことがあると思います。皮質と髄質がありましたね。そして様々に名前が変化していく血管にも記憶にあるかもしれません。

腎臓自体には、非常に太い血管がつながっていることがわかります。そして、腎臓は非常に細かい糸のような「血管の集合体」ともいいます。細かい血管は糸球体となり、再び太い血管へとつながっていきます。

▼腎臓の位置・構造①

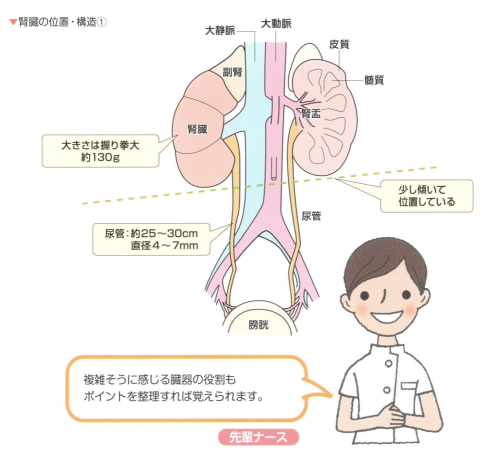

腎臓を介して、血液中の様々な物質のバランスを整える作業が、それぞれの場所でホルモンの力によって行われています。

▼腎臓の位置・構造②

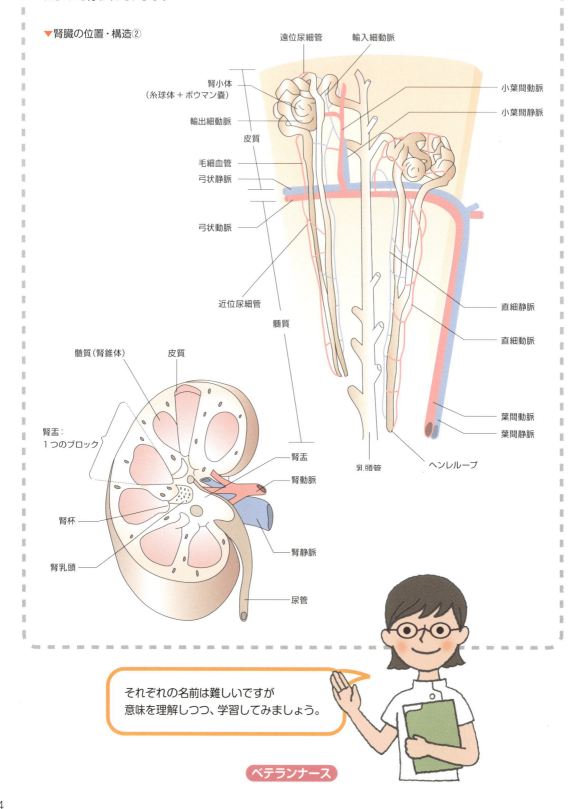

それぞれの名前は難しいですが意味を理解しつつ、学習してみましょう。

ベテランナース

腎臓の役割

腎臓の主な役割は水分調整と電解質バランス、pHの調整です。その背景を学びましょう。

血液を濾過する

腎臓によって、尿が生成される流れについて振り返ってみましょう。また、腎臓は血液を濾過してきれいにする役割も担っています。

末期腎不全に陥るということは、この正常な尿の生成ができず、腎臓の仕組みが機能しなくなるということを理解しましょう。

▼尿細管において糸球体濾液の受ける変化

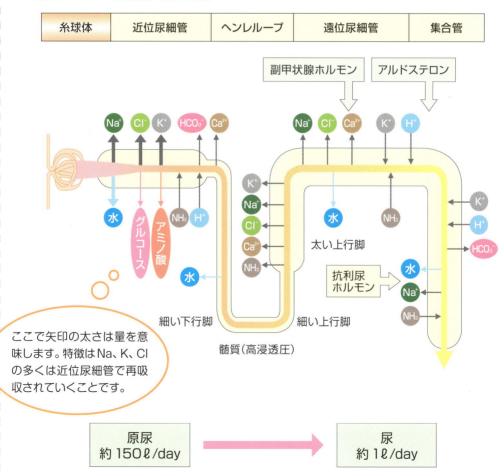

ここで矢印の太さは量を意味します。特徴はNa、K、Clの多くは近位尿細管で再吸収されていくことです。

原尿 約150ℓ/day → 尿 約1ℓ/day

また、途中で関わる各ホルモンの仕事は次のとおりです。

▼血液からつくられる「尿」

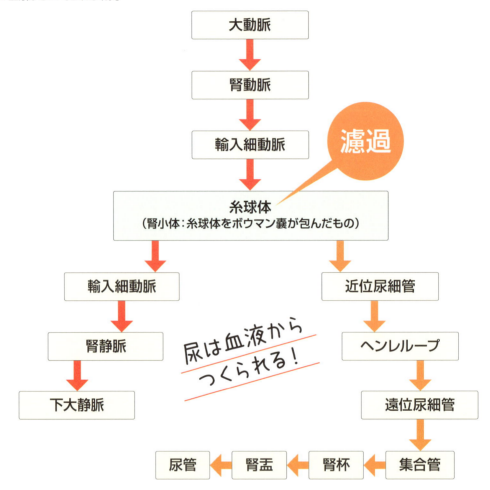

　この腎臓の仕組みが障害されることによって、どのような異常が生じるのでしょうか。それぞれの機能が低下することで、次のような症状が起きます。腎臓の基本的な機能を理解しておくと、それぞれの発生要因も理解しやすいです。

　腎臓の役割は、2つの図が表現しているように、全身に影響を及ぼす様々なバランスを整えることです。

▼腎臓の機能低下で生じる異常

腎臓の機能	機能低下で生じる異常
水の排泄	浮腫、高血圧、肺水腫
酸・電解質の排泄	アシドーシス、高カリウム血症、高リン血症
老廃物の排泄	尿毒症
ビタミンD活性化	低カルシウム血症、骨粗鬆症
造血ホルモン産生	貧血

慢性腎不全から慢性腎臓病

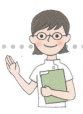

社会的な動向の影響から、病気の名称が変わることもあります。慢性腎臓病もそのひとつです。

慢性腎臓病とは

慢性腎不全（CRF：Chronic Renal Failure）から**慢性腎臓病**（CKD：Chronic Kidney Disease）という病名のほうが主体的になってきています。

腎不全とは、教科書的に書きますと「腎機能の低下により体液恒常性を維持できない状態」とされています。

ということは、腎臓の機能（糸球体ろ過値）が低下しているという状態を表すことと考えることができます。

しかし、生活習慣病の問題が大きくなったことにより、動脈硬化を早期から予防する取り組みなどが重視されるようになりました。

このような背景から、腎機能について低下する前から取り組み、時期に合わせた対応をしていくことが求められています。この**慢性腎臓病**（**CKD**と略します）の定義とステージ（重症度）分類は次のようになります。

▼慢性腎臓病の定義

慢性腎臓病（Chronic Kidney Disease）の定義

① 尿異常、画像診断、血液、病理で腎障害の存在が明らか。特に 0.15g/gCr 以上の蛋白尿（30mg/gCr 以上のアルブミン尿）の存在が重要。

② GFR<60ml/分/1.73㎡

③ 上記①②のいずれか、または両方が3カ月以上持続する。

出典：CKD 診療ガイド 2012、日本腎臓学会

▼慢性腎臓病の重症度分類

原疾患	蛋白尿区分		A1	A2	A3
糖尿病	尿アルブミン定量 (mg/日) 尿アルブミン/Cr比 (mg/gCr)		正常	微量アルブミン尿	顕性アルブミン尿
			30未満	30〜299	300以上
高血圧 腎炎 多発性嚢胞腎 移植腎 不明 その他	尿蛋白定量 (g/日) 尿蛋白/Cr比 (g/gCr)		正常	軽度蛋白尿	高度蛋白尿
			0.15未満	0.15〜0.49	0.50以上
GFR区分 (mL/分 /1.7㎡)	G1	正常または高値	≧90		
	G2	正常または軽度低下	60〜89		
	G3a	軽度〜中等度低下	45〜59		
	G3b	中等度〜高度低下	30〜44		
	G4	高度低下	15〜29		
	G5	末期腎不全 (ESKD)	<15		

重症度は原疾患・GFR区分・蛋白尿区分を合わせたステージにより評価する。
CKDの重症度は死亡、末期腎不全、心血管死亡発症のリスクを緑（緑の■）のステージを基準に、黄（黄の■）、オレンジ（橙の■）、赤（赤の■）の順にステージが上昇するほどリスクは上昇する。（KDIGO CKD guideline 2012を日本人用に改変）

出典：CKD診療ガイド2012、日本腎臓学会

　このような考え方が浸透し、透析導入の原因となる疾患の第1位である糖尿病性腎症に対するチーム医療の関わりが診療報酬によって算定の対象となっています。チームで関わり糖尿病のコントロールを良好に保ちながら、腎機能のステージに合わせて看護介入をしていきます。

　また日本糖尿病教育・看護学会では、糖尿病腎症における看護のポイントをステージに合わせて示しています。
　みなさんが関わる患者さんの状態が、どのステージに位置するのかを確認して看護のポイントとしてください。

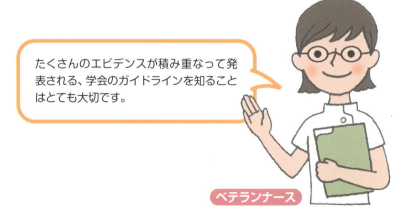

たくさんのエビデンスが積み重なって発表される、学会のガイドラインを知ることはとても大切です。

ベテランナース

▼糖尿病腎症各期（第2期以降）における看護のポイント

(社)日本糖尿病教育・看護学会特別委員会（糖尿病透析予防支援）改定2014.6

	腎症の病期	腎症2期	腎症3期	腎症4期
	支援目標	自覚症状に乏しい身体と糖尿病腎症の病期をつなげて理解し、自身の糖尿病と腎症を悪化させないための生活調整を支援する。	糖尿病腎症の進行に伴って変化する身体を捉え、戸惑う気持ちに向き合い、変化せざるを得ない生活を引き受けられるよう支え、腎症を悪化させない生活・症状管理を支援する。	腎症の進行が加速度を増し、多大な負荷や影響を受けやすい身体であることを理解し、身心ともに起こりうる危機的状況を乗り越え、新たな治療の円滑な導入及びその人の意思を尊重した療養生活が過ごせるように支援する。
1	チーム内の連携・調整	・尿中アルブミンから結果を定期的に確認し、検査がされていない場合は医師に依頼する。 ・腎症2期であることを医師から告げてもらう。 ・個人の病気の受け止めと療養行動への心構えにもとづき、療養目標の方向性を明らかにする。 ・療養支援での患者の状況をカンファレンス等で情報を提供し、目標や具体策を評価・修正する。 ・継続受診のための環境を調整・支援する。	・腎症の悪化に伴い患者が病気の進行をどのように受け止めているのかをチームに情報提供しながら、患者の個別性に合わせた目標を設定し、チーム全体で支援できるように調整する。 ・腎症3期であることを医師から告げてもらう。 ・検査結果と患者の生活状況（Kの接種状況、必要以上の糖質制限やエネルギー不足、たんぱく制限、塩分摂取状況、飲水状況など）を確認し、個別性に合わせた必要な栄養指導につなげられるようチームに情報を提供する。	・腎症の悪化に伴い患者が病気の進行をどのように受け止めているのかをチームに情報提供しながら、患者の個別性に合わせた目標を設定し、チーム全体で支援できるように調整する。 ・腎症4期であることを医師から告げてもらう。 ・患者の生活状況（食事、身体ケアに対するセルフケア力を含む）、患者の意向、医療者がとらえた身体状況を判断し腎代替療法の選択を患者とともに方向づける。 ・適切な時期に患者が納得して治療を選択できるように、糖尿病チームと腎代替療法専門チームとの橋渡しを行う。
2	病気（糖尿病腎症）と生活行動との関連の説明	・腎症の自覚症状に乏しい時期であり、現在の血糖管理が後の腎症進展に影響を与えることを説明する。 ・糖尿病腎症の1→4期の進展の概要と患者の尿アルブミン値を示し、腎症2期であることを説明する。 ・受診継続の重要性を説明する。	・病気が3期に入ったことを説明し、腎症に焦点をあてた生活調整が必要であることを説明する。 ・病期の変化に応じた生活調整により、現在の病期を長期にわたり維持できることを説明する。	・腎症4期であることを伝え、腎機能の低下に伴い生活を変化させる必要があることを説明する。 ・腎機能を悪化させない生活調整について説明する。 ・腎機能低下に伴って意出現する症状、検査データに合わせた対処方法について説明する。
3	具体的な療養行動の相談	・血糖、血圧、体重コントロール上の課題、定期受診の困難さなど、個々の療養生活状況の課題を確認し、実現可能な療養行動を患者と共に見出しながら、段階的に提案助言する。特に減塩を推奨する。 ・教育技術（教材・教育方法等）等を活用し、成功体験につなげられるようにフィードバック（ねぎらう・適切な評価）をする。	・望ましい療養行動（食事療法・運動療法・薬物療法など）の変化を強いられる時期であり、具体的な療養行動を示しながら、生活の中で実現可能な方法を提示したり患者とともに考えたりして療養行動の変化を支える。特に塩分摂取は6g未満を目指す。 ・さらなる腎症悪化の要因となる感染性疾患、シックデイ、脱水等の予防・対策がとれるよう、患者とともに考え具体策を提案助言する（予防接種、日頃の予防行動など）。	・腎症の悪化に伴い出現している症状との付き合い方（一日の生活リズム、活動と休息のあり方、社会生活など）を相談の場を作る。 ・生命に直結する症状の出現と、その対処のための方法を指導し、サポート体制について相談の場を作る。 ・終末像を描いた上で、今後の治療を選択できるよう相談の場を設ける。 ・腎症の悪化に伴い、さらなる腎症悪化の要因となる感染性疾患の予防行動やシックデイの対策がとれるよう個々に応じた対策を患者と共に考え具体策を提案助言する（予防接種、日頃の予防行動など）。

4	セルフモニタリング指導	・家庭血圧測定・体重想定・血糖測定（必要時）が実施できるよう指導する。 ・自己の血液検査や尿検査結果（微量アルブミン、塩分摂取量等）が糖尿病および、糖尿病腎症の状態をどのように示しているか、説明する。 ・血圧、体重、血糖などのセルフモニタリング指標と生活状況、血液、尿検査の結果と照らし合わせ伝える。 ・セルフモニタリングの実施とその意味が理解できるように説明する。	・家庭血圧測定・体重測定・血糖測定が実施できるよう指導する。 ・自己の血液検査や尿検査結果が糖尿病および、糖尿病腎症の状態をどのように示しているのか、説明する。 ・血圧・体重、血糖などのセルフモニタリング指標と生活状況、血液・尿検査（微量アルブミン、塩分摂取量等）の結果と照らし合わせ伝える。 ・セルフモニタリングの実施とその意味が理解できるように説明する。 ・腎症悪化の要因となる感染症性疾患の初期の症状を発見し対処できるように指導する。	・家庭血圧測定・体重測定・血糖測定が実施できるよう指導する。 ・自己の血液検査や尿検査結果が糖尿病および、糖尿病腎症の症状をどのように示しているのか、説明する。 ・血圧・体重・尿量・回数の関係、血糖などのセルフモニタリング指標と生活状況、血液・尿検査の結果と照らし合わせ伝える。 ・セルフモニタリングの実施とその意味（緊急時の早期発見と対応）が理解できるように説明する。 ・溢水によって生じる症状との関係をモニタリングでき、かつ受診の必要性を判断できるように説明する。 ・着眼する重要度が糖尿病管理から腎機能管理に変化し、その指標も変化することを説明する。 ・腎機能を示すデータと照らし合わせ生活調整できるように具体策を提示する。
5	症状管理（症状マネジメント）指導	・腎症の自覚症状に乏しいことを自覚する。 ・低血糖・高血糖に伴う自覚症状を理解、対処について説明する。 ・シックデイの理解と予防・対処について説明する。	・腎症の自覚症状に乏しいことを自覚する。 ・低血糖・高血糖に伴う自覚症状の理解、対処について具体的に説明する。 ・腎機能に影響を及ぼす薬剤（風邪薬、鎮痛剤など）を示し、シックデイの予防・対処について具体的に説明する。 ・患者が自身の身体状況を捉えられるよう、血圧・体重測定データと生活状況を照らし合わせたり、受診時の検査結果と生活状況、身体的変化を照らし合わせ、伝える。 ・病気の進行に伴い合併する溢水状態の管理（飲水量管理、浮腫の出現の有無程度など）ができるよう説明する。	・病期の進行に伴い合併する溢水状態の管理（飲水量管理、浮腫の出現の有無程度、呼吸状態の観察など）ができるよう説明する。また、これらの症状が悪化した際の迅速な受診行動への判断ができるよう支援する。 ・さらなる悪化の要因となる感染性疾患や脱水などに罹患した際の身体的変化が理解でき、受診行動につなげられるよう支援する。
6	腎症と向き合うことへの支援	・患者の「病気の自覚」と「現在の身体状況」の摺合せへの支援をする。 ・糖尿病の合併症について、患者自身が医師の説明をどのように理解しているか確認し、合併症に対する患者の思いを聴く。認識のズレおよびズレにより生じた戸惑いやショックへの支援をする。	・患者の「病気の自覚」と「現在の身体状況」の摺合せへの支援をする。 ・腎症の進行に伴い、治療方法が変更されることへの「戸惑い」や腎不全期や腎代替療法への不安が軽減できるように支援する。	・患者の「病気の自覚」と「現在の身体状況」の摺合せへの支援をする。 ・治療法選択の意思を確認し、混乱があればそれをほどきつつ、患者のよりよい自己決定を支援する。選択は一度決定しても変更が可能なことを伝えておく。 ・将来起こる可能性のある身体状況と日常生活への影響を理解し、緊急時及び終末期への心と生活調整の準備を促す。

慢性腎臓病の看護のポイント

治療を目指すことは難しいということです。慢性腎臓病の治療目的とは『データ改善ではありません!』。このことは早めのうちから患者さんと共有できるようにしていきましょう。患者さんは、微細なデータ変動で一喜一憂されます。この思いも、とても大切なことです。そのことに共感を持ちつつ、患者さんも医療者も『なるべく緩やかな下降カーブ』を描けることを目指していきましょう。

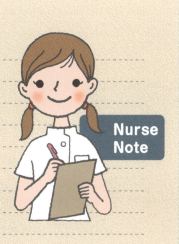

治癒を目指すことは難しい…

慢性腎臓病の治療目的

➡ データが悪化することは回避できない。
より緩やかな下降カーブを描くような生活調整

**腎臓を「治す」という視点ではなく
「可能な限り守る」という視点が重要**

保存期腎不全の看護

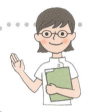

腎臓病は基本的に不可逆性の疾患です。それでも進行の速さには個人差があることから、なるべく安定して、安楽な状況が長続きするような保存期を過ごせるようにするための支援が大切です。

標準的治療

慢性腎疾患（CKD：Chronic Kidney Disease）を発症するリスクファクターとしては、次のものがあります。

- 高齢
- CKDの家族歴・低出生体重
- ある種の薬剤（NSAIDなど）の使用
- 糖尿病、高血圧、心不全、メタボリック症候群、膠原病、全身性感染症の合併
- 急性腎不全の病歴
- 尿路感染、尿路結石、尿路閉塞
- 小さい腎臓あるいは片腎

出典：柴垣有吾、保存期腎不全の診かた　慢性腎臓病（CKDのマネジメント）、7ページ、中外医学社　2007

　CKDは進行すると共に血管系の合併症を生じるリスクが高くなっていきます。保存期腎不全患者に関わっている看護師は、合併症のリスクについても説明し、患者さんの生活指導につなげていくことが重要でしょう。保存期腎不全期の標準的治療は次のとおりです。

▼保存期腎不全の標準的な治療

> ①降圧療法（BP＜130/80, 尿タンパク＞1g/day なら＜125/75）
> ②ACE阻害薬・アンギオテンシン受容体拮抗薬
> ③タンパク制限（＜0.6〜0.8g/kg体重）
> ④塩分制限（Nacl　6g/日）
> ⑤経口吸着薬（クレメジン）
> ⑥エリスロポエチン
> ⑦生活指導（適度な運動、肥満予防、禁煙）

出典：柴垣有吾、保存期腎不全の診かた　慢性腎臓病（CKD）のマネジメント、95ページ、中外医学社 2007

　看護師として、この標準的治療についてきちんと認識をして療養指導をしていくことが重要です。各項目での看護のポイントを考えてみましょう。

降圧療法

　極端な話をすれば、腎臓にとっては血圧が低いほうが、負荷が少なくなります。高血圧を避けるためにも、自宅での血圧測定を勧めてみましょう。日本高血圧学会では、家庭血圧の数値を重視していくことを述べています。

　病院で、**白衣高血圧症**などと呼ばれていたような状況の数字よりも、自宅での安定した環境で計測した数値を優先させて診療に活かしていきます。患者さんの自宅での取り組みが、治療の重要な部分を占めるということを説明し、積極的に治療に参画していただけるようにしてみましょう。

▼高血圧治療ガイドライン2014（JSH2014）

1機会、原則2回の測定としその平均をその機会の血圧値として用いる

診察室血圧と家庭血圧の両者に隔差がある場合、家庭血圧による高血圧診断を優先する

測定時間も「朝晩（就寝前）」を推奨。
朝の測定についても
「起床後1時間以内」「排尿後」「朝の服薬前」「朝食前」と規定。

2014年4月発表。

ACE阻害薬・アンギオテンシン受容体拮抗薬

　薬の定期的な内服は、腎保護に重要な影響をきたします。その患者さんの生活スタイルなどを伺いながら、いかに飲み続けていくことができるのか、またはこれらの他に不要な薬はないのか？という観点で、看護師は介入をしましょう。

　ACE阻害薬の代表的な副作用に「空咳」がありns。腎機能のレベルによって、内服量を調節することも検討していく必要があります。

　ACE阻害薬、アンギオテンシン受容体拮抗薬などは、共に血圧に長期的に作用するので、自宅での血圧測定や体調変化などを患者さんが意識できるように支援していきましょう。

タンパク制限

　タンパク制限は、CKDステージによって異なります。そのときの状態に合わせて、タンパク質摂取量を調整するように指導をしましょう。

　またタンパク質については、制限すればよいのではなく、適度に摂ることも大事です。

　タンパク質は、体を組成する重要な成分なので、制限しすぎることによって免疫力の低下もきたしてしまうことを伝えましょう。

▼ CKD生活・食事指導基準（成人）

CKDステージ	CKDステージG1 CKDステージG2	CKDステージG3a/b	CKDステージG4	CKDステージG5
生活習慣の改善	禁煙・BMI25未満			
食事管理	高血圧があれば 減塩3g/日以上6g/日未満	食塩摂取量3g/日以上6g/日未満		
		たんぱく質制限 G3a:0.8〜1.0g/kg/日 G3b:0.6〜0.8g/kg/日	たんぱく質制限 0.6〜0.8g/kg/日	
		高K血症があればK制限		
血圧管理	130/80mmHg未満			
血糖管理 （糖尿病の場合）	HbA1c7.0％未満			
脂質管理	LDL-C120mg/dL未満			

出典：日本腎臓学会、慢性腎臓病生活・食事指導マニュアル〜栄養指導実践編〜、2015年

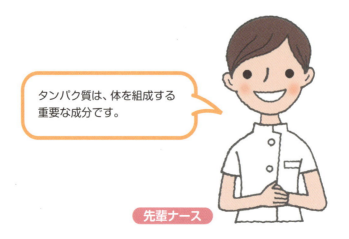

タンパク質は、体を組成する重要な成分です。

先輩ナース

塩分制限

日本人の平均塩分摂取量は約10g/日であることがわかっています（平成28年）。少しずつ摂取量が減ってきているとはいえ、慢性腎臓病患者にとっても、もう少し減塩をすることが重要となります。

まずは蓄尿検査、血液検査などから、患者さんの塩分摂取量を知り、食習慣などを聞くことから看護は始まります。

▼塩分をどれくらい摂取している？

塩分をどれくらい接種している？

- **食品中の塩分量**
  塩分量＝Na量×2.5（いろいろな食品で、計算してみてください）

- **尿中Na量**
  塩分排泄量＝尿中ナトリウム（mEq/L）×24時間蓄積尿量（L）/17

注）この塩分排泄量は、ほぼ塩分摂取量に近いですが、尿のほかに便、汗からも排泄されているので、正確な「塩分摂取量」とは異なります。

経口吸着薬（クレメジン）

本来であれば、腎臓で排泄されるような尿毒素を、腸管で吸着し、便と共に排出していくことで尿毒素の蓄積を回避するという日本独自の薬です。

食間に内服するので、飲み続けていくことが難しいと感じる方が多いお薬です。また副作用で便秘になりやすいので、排便コントロールについての指導もしましょう。

他の薬と同時に内服してしまうと、その薬剤の吸収を阻害してしまうので食後の内服のタイミングに留意します。ただし、飲み忘れをしやすいため、患者さんの生活リズムや習慣化につながるように関わっていきましょう。

エリスロポエチン

腎性貧血の治療薬として、エリスロポエチン製剤を注射することがあります。ただし、このエリスロポエチン製剤は高価であるため、受診中断の理由につながることもあります。

貧血の改善によって、腎不全の進行が有意に抑えられたという研究もあります。

生活指導

　ここが最も看護師が介入できる部分だと思います。慢性腎臓病の場合、治癒することを目指すわけではなく、なるべく悪化の速度を緩めることを目指します。

　チーム医療が重視されている中で、栄養指導は栄養士が、服薬指導は薬剤師が、運動療法は理学療法士が担当するということもあると思います。

　この中で看護師は、患者さんが、どのように長い療養生活を過ごしてきたのか、またはどのようにこれから先の長い療養生活を過ごしていきたいのか、という視点でコミュニケーションをはかっていきましょう。

　脱水に注意して、十分に飲水量を確保するように指導します。このときに、下肢浮腫など全身の浮腫に注意しながら、in/outバランスを意識するようにしていきます。

　腎機能が低下していくプロセスの中で、尿の濃縮する能力が低下し、一時的に尿量が増えるということがあります。「寝不足になるから」という理由で飲水量を制限する患者さんもいます。

　また、安易に市販薬を使ったり、鎮痛剤など、腎臓にとって負担になるような薬物を内服しないようにも注意します。

　患者さんの中には、「少しでもよくなりたい」という思いから、いろいろなサプリメントを試して、逆効果になってしまうということも少なくありません。

▼指導の場面

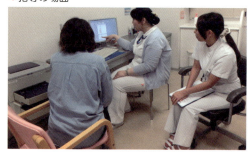

> データを患者さんと一緒に確認しながら、生活の振り返りをしてみましょう。

地域全体での関わり

　早期から関わることが重視されてきている慢性腎臓病ですが、これを遂行するためには、大きな病院だけでなく、地域全体で腎臓を意識した関わりをしていくことが重要です。

　特に尿検査によるたんぱく尿の検査は非常に大切で、これは容易で簡便に腎臓の状態を知ることができる大切な検査になります。クリニックや町の個人医院などでも、積極的に尿検査を行うことを、看護師としても重視してみてください。

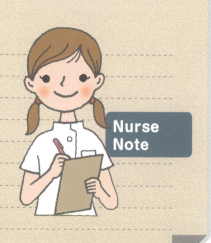

Nurse Note

腎臓に関する フィジカルアセスメント

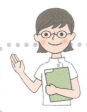
看護師の皆さんもきちんと身体をチェックできる力を付けましょう。

✚ 腎機能を患者と共に確認

腎機能が低下していることを自覚することは、ほとんどありません。例えば、腎機能低下が進み、溢水状態になったことにより、呼吸苦や下肢浮腫などの症状がでることがあるかもしれません。

しかしながら、多くは無症状、無自覚のまま症状が進行します。このため、腎機能低下を指摘された患者さんでも、通院の重要性を感じられず、定期受診を止めてしまう方も少なくはありません。

このようなことを避けるために、看護師は、現在の腎機能を患者と共に確認しつつ、自分の身体についての意識化が高められ、今後の生活調整を見出していくことが重要です。

慢性腎臓病における看護
慢性化につながる身体的変化を理解する

▼腎不全・CKDにおける臓器別症状（一部抜粋）

臓器	所見
全身	全身倦怠感、易疲労感（疲れやすさ）
頭頸部	味覚障害、結膜出血、鼻出血、口臭、扁桃痛（上気道感染）
心血管系	吸気時胸痛、高血圧、呼吸困難
呼吸器系	（労作時：身体を動かしているとき）呼吸困難感
消化器系	嘔気、嘔吐、食用不振、胃炎、消化管出血
神経筋骨格系	こむら返り、足のむずむず感
中枢神経・精神	意識障害、集中力低下、痙攣
皮膚・軟部組織	皮膚潰瘍、色素沈殿、皮膚乾燥、皮下出血、浮腫

▼フィジカルアセスメントのポイント

- **血液データ**
  そのときだけのポイントで評価するのではなく、3カ月以上の経過で観察する。
  腎機能の観察項目はクレアニチン、尿素窒素、GFR、カリウム、カルシウム、リン、ヘモグロビン、ヘマトクリットなど、腎臓の能力に合わせてデータを読み取る。

- **飲水量 / 尿量の確認**
  たまに家庭でも蓄尿を行うように指導する。
  多尿の時期は、夜間も寝られないことも…。
  腎機能の悪化に伴い、尿量が減るため、患者にとっては楽になる…。
  しかし、状態が悪化していることを伝えていく。

- **浮腫の状態**
  下肢、眼瞼(がんけん)、四肢、体幹部など、浮腫の状態をこれまでの経過と比べてみる。

- **しびれがないか**
  口角、舌先、手先などのしびれが、カリウムの上昇で出現することがある。

- **腎性貧血の状態**
  爪の形状や眼瞼結膜を確認。
  消化管出血の有無を確認。

- **尿毒症症状の確認**
  食欲不振、嘔吐など。

- **生活の変化**
  倦怠感の出現や立ちくらみなど、日常生活のなかで、体調の変化について聞いていく。

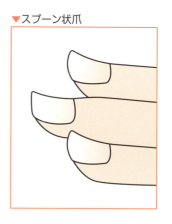

▼スプーン状爪

患者さんの状態を丁寧にアセスメントします。

血液検査

　患者指導の際、血液検査から腎機能について説明するポイントは次のようになります。指導の際にとても大切なことは、「低下した腎機能は改善しない」ということを最初からきちんと説明することです。

　それでも、多くの方は、微細なデータの動きに一喜一憂されます。その気持ちにも理解を示しつつ、看護師自身も患者さんの生活に興味を持つようにしてみましょう。

▼血液検査における腎機能の説明

	指導の声かけポイント
クレアチニン	・腎臓の状態を知るのに最も中心的なデータとなる！ ・腎機能低下が進むと数値が増える。 ・筋肉量に依存するデータですので男性のほうが高く出やすい。
GFR（推算GFR）	・腎臓の濾過能力を知ることができるデータ。 ・腎機能低下が進むと、数値が減る。 ・10ml/min/1.73㎡程度に近づくにつれ透析導入を検討する。
尿素窒素	・たんぱく質摂取が多いと数値が増える。 ・おおむねクレアチニンの上昇と同じように数値が増える。
カリウム	・高すぎても低すぎても良くないデータ。 ・野菜や果物、乾物類の摂取量が多いことで上昇する。 ・高い状態が続くと、不整脈を起こすので、舌先のしびれなどが感じられたときには、すぐに医師に相談する。
リン	・たんぱく質摂取が多いと数値が増える。 ・本来であれば尿と共に排泄される物質。 ・高い状態が長く続くと、骨がもろくなることが懸念される。
ヘモグロビン/ ヘマトクリット	・腎機能が低下することによって、エリスロポエチンの産生が低下し貧血を引き起こす（腎性貧血）。 ・少しずつ下がっていきますので、貧血症状に気付かないこともあるので、注意する。

尿毒症症状

保存期腎不全患者さんは、日々の生活を安定して過ごすことが最も重要ですが、状態の悪化を感じにくい身体になっています。そのため、自分の身体に意識を持たせることを看護師も意識していくことで、急な尿毒症の悪化を避けることができると考えます。

典型的な尿毒症症状は、次のようになります

腎機能が低下することによって、本来は排泄されるはずの尿毒素が体内に蓄積することによって、生じる様々な身体症状、精神症状を**尿毒症**と呼びます。特に緩やかに症状が進行することと共に、ちょっとしたことで一気に体調悪化につながっていく、ということも注意していくことが必要です。

▼尿毒症の症状

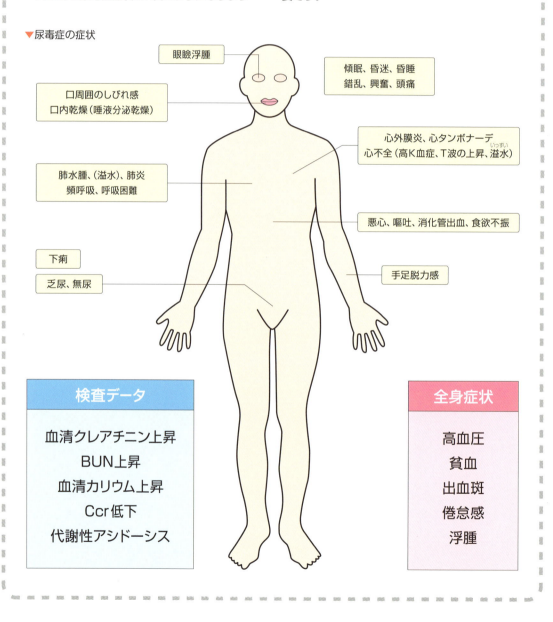

腎臓病患者に対する精神的ケア

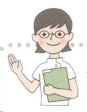

病気と向き合い続ける患者さんに寄り添うことができるのは、看護師さんの専門領域です。患者さんとの対話も大切にして、ケアに取り組みましょう。

患者に合ったケアを実践

　腎臓病は、長い期間、それぞれのステージで常に、セルフケアが求められる上に、疾患自体が治癒することがないのが特徴です。そして、「これまでがんばってきたのに」という思いを抱かれる患者さんも少なくはありません。

　療養期間は、人によって様々ですが、長い人であれば30年以上、治療と共に過ごされる方もいらっしゃいます。長い間、治療を続けるということは、患者さんの人生にかかわることであり、精神的ケアによって療養生活が左右されてきます。

　腎臓病患者さんの場合は、そのステージごとに治療方法や注意点などが変化し、その時期に合わせて異なる対応が求められるという特徴があります。

　高いストレス下にあるということに理解を持ちつつ、その人に合ったケアを実践していきましょう。

▼長期的な療養生活に伴う精神的負担を理解する

長期的な療養生活に伴う精神的負担を理解する

初期症状が緩慢であるので、疾患に対する認知と行動の修正が遅れることがあります。特に慢性腎臓病の場合、痛みなどの症状が出現せずに進行するので、病気が明らかになったときに心理的な影響が大きくなることも考えられます。

✓ 通院を続けなければならない。

✓ 内服を続けなければならない。

✓ 病気を持ち、この先、どうなっていくのかわからない。

長期的な療養生活に伴う精神的なストレスだけではなく、尿毒症によって、精神症状を呈する場合もあります。
　何か記憶力が低下している様子があったり、不眠などの精神症状が出ていたりする場合は、身体的な問題から生じているものなのか評価することが重要になります。

　そして、本人が気づかないこともあるので、ご家族や周囲の人からの「ちょっといつもと様子が違うかな？」ということも早期発見には有効です。
　腎臓病患者さんを支えるためには、医療者だけでなく、ご家族など関わる人たちの理解と協力がとても重要になります。

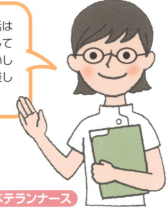

病気を抱えながらでも、自分らしい生活はできます。病気と共に長く人生を過ごしていかれるよう、医療者は全力でお手伝いしますので、ひとりで悩まず、周囲に相談してくださいね。

ベテランナース

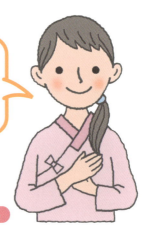

制限の中でどうやって楽しんでいかれるのか、難しいけれど、家族や病院を頼ろうと思います。全部あきらめなくていいんだとわかりました。

患者さん

腎臓病患者に対する社会的問題

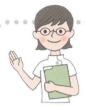
疾患と長く付き合う必要のある腎臓患者さんにとって、生活を整えていくことはとても大切なことです。適切な社会資源を活用できるように、社会的な支援も考えていきましょう。

透析医療の社会的イメージ

腎臓病を患いながら生活することは、非常に長い期間の療養生活が伴います。定期的な受診や内服薬などによって、金銭的負担も大きくなります。

特に、「透析患者」に対する社会的イメージについては、以前よりは改善してきているとは思われますが、いまだに、「透析をしたら、すぐに死ぬ」「大変な治療だから、絶対に受けたくない」という意見を聞くことは少なくありません。

この背景には、これまでの透析医療のイメージが先行しているのだろうと思います。いまは、透析患者であっても、治療を続けながら何十年も過ごされる方も多くいらっしゃいます。

▼慢性腎臓病における看護

慢性腎臓病における看護

・長期的な療養生活に伴う社会的背景への配慮

✓ 治療を継続することで金銭的負担がかかる。
　　➡ 診察料、投薬料、通院料、医療機材費など。

✓ 長期的な療養生活のため就業形態を
　　調整しなければならないこともある。

✓ 家族の役割を変更しなければならないこともある。

社会的に不利な状況に陥りやすいのが特徴です。
ソーシャルワーカーと連携したり、
可能な対応を検討していきます。

医療者としては、この偏見とも呼べるイメージの修正は、とても大切になります。

　また腎臓病に関する治療方法は特になく、透析療法へとつながっていきます。このことは、生活の中に大きく治療が食い込んでいくこととなり、仕事や学校などでの役割に影響したり、家庭内の役割も変えざるを得ない状況になったりします。

　つまり、医療者だけでは、患者さんの社会的問題をすべて解決することは難しく、患者さん自身が対応していく力が求められます。

　看護師のみならず、ソーシャルワーカーとの連携により、必要な社会資源とのつながりを持つことができるため、ニーズに合った他職種との連携も意識しましょう。

慢性疾患患者さんに対する社会的な問題解決

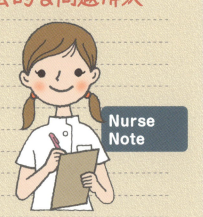

Nurse Note

　これまで透析患者さんに関する様々な社会的問題を、透析患者さん自身が解決してきているという歴史もあります。

　いまから約50年前は透析医療に関する医療費はすべて自己負担でした。そこからエリスロポエチン製剤の保険適応など、患者会などの活動によって社会的な支援を獲得してきている歴史があります。

　慢性疾患患者さんに対する社会的な問題解決に対しては、患者さん自身の力も重要であることが伝わってきますね。

腎代替療法

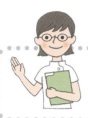

腎臓病は治癒しない病気です。いつかは必ず腎代替療法について検討する時期が来ると最初から考えておきましょう。

腎代替療法を考えるタイミング

CKD（慢性腎臓病）ガイドラインでは、ステージ4に進行することで、腎代替療法についての準備を始めるように述べられています。

もちろん、ステージにかかわらず、腎機能低下がみられたときから、いずれかは腎代替療法について考えなければならないという説明を行うことは大切です。その関わりがあって、少しずつ患者さん自身も変化し、腎代替療法について考えるタイミングが見出せると感じています。

●末期腎不全の治療手段

ここでは、血液透析、腹膜透析、腎移植、そして「何もしない」ということも含めて説明をしていきます。このとき、重要なのは、どれも平等に情報提供していくということです。

それぞれの治療の特徴、準備、精神的サポートや、タイミングを計りながら選択した治療を導入する準備をしていきます。

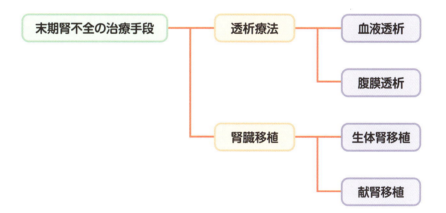

▼ 腎移植と透析療法の相補的な役割*

腎移植・血液透析・腹膜透析はお互いに相補的な役割があります

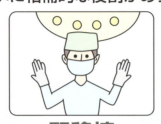

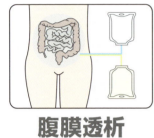
腹膜透析

PD ←→ HD
（PD・HD併用）

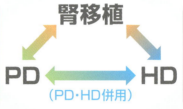

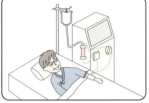
血液透析

腎移植

▼ 腎代替療法の違い*

	血液透析	腹膜透析	腎移植
腎機能	悪いまま（貧血・骨代謝異常・アミロイド沈殿・動脈硬化・低栄養などの問題は十分な解決ができない）		かなり正常に近い
必要な薬剤	慢性腎不全の諸問題に対する薬剤（貧血・骨代謝異常・高血圧など）		免疫抑制薬とその副作用に対する薬剤
生命予後	移植に比べ悪い		優れている
心筋梗塞・心不全・脳梗塞の合併	多い		透析に比べ少ない
生活の質	移植に比べ悪い		優れている
生活の制約	多い（週3回、1回4時間程度の通院治療）	やや多い（透析液交換・装置のセットアップの手間）	ほとんどない
社会復帰率	低い		高い
食事・飲水の制限	多い（蛋白・水・塩分・カリウム・リン）	やや多い（水・塩分・リン）	少ない
手術の内容	バスキュラーアクセス（シャント）（小手術・局所麻酔）	腹膜透析カテーテル挿入（中規模手術）	腎移植術（大規模手術・全身麻酔）
通院回数	週に3回	月に1～2回程度	移植後1年以降は月に1回

	血液透析	腹膜透析	腎移植
旅行・出張	制限あり（通院透析施設の確保）	制限あり（透析液・装置の準備）	自由
スポーツ	自由	腹圧がかからないように	移植部保護以外自由
妊娠・出産	困難を伴う	困難を伴う	腎機能良好なら可能
感染の注意	必要	やや必要	重要
入浴	透析後はシャワーが望ましい	腹膜カテーテルの保護必要	問題ない
その他のメリット	医学的ケアが常に提供される、最も日本で実績のある治療方法	血液透析に比べて自由度が高い	透析による束縛からの精神的・肉体的解放
その他のデメリット	バスキュラーアクセスの問題（閉塞・感染・出血・穿刺痛・ブラッドアクセス作成困難）除水による血圧低下	腹部症状（腹が張る等）カテーテル感染・異常腹膜炎の可能性 蛋白の透析液への喪失 腹膜の透析膜としての寿命がある（10年くらい）	免疫抑制薬の副作用 拒絶反応等による腎機能障害・透析再導入の可能性 移植腎喪失への不安

＊出典：日本腎臓学会、日本透析医学会、日本移植学会、日本臨床腎移植学会、腎不全　治療選択とその実際、2018

治療選択時の看護

　腎代替療法は、どの治療法を選んだとしても、メリットとデメリットが存在します。その中でも、その人の生活に少しでも合わせやすい方法を選択するのが望ましいと考えます。

　そのため、治療選択時は、患者さんとじっくり生活のことを話す時間を持つことが重要です。

　また、治療選択をすることは、とても大きな決断になりますので、時間も必要になりますし、その人の価値観によって左右される問題です。医療職としては、自分の価値が、患者さんの決断に影響しないようにすることに注意をしましょう。

▼治療選択時の看護

慢性疾患看護専門看護師として

- **治療選択についての質問がないか確認**

  それぞれの腎代替療法についての説明後に、不明点などを確認。ここで患者や家族の興味のポイントなども把握していく。

- **いまの思いを素直に述べていただく。**

  今後の治療の方向性についてどう考えているのか、どうしていきたいと思っているのか聞く。

- **現在の自分の身体状況を再確認する**

  いまどの程度、腎機能が悪化しているか確認。また腎不全は治癒しない病気であることや、このままでいると死に至ることなどを率直に伝える。

> 基本姿勢は「寄り添う」こと。
> そして、患者さんの思いを、医師やその他のコメディカルなどと調整を行い、その人がその人らしい人生でいられるような日々にしていきたいです。

　これまで保存期を過ごされてきた患者さんにとっては、「透析」についての話を聞くということは、本当であれば避けたいことです。「どうなったら透析になるの？」ということを聞かれることも非常に多いのですが、その際に、下記のような基準があるということも、一つの情報提供として知識を持つようにしましょう。

▼透析を導入する際の基準

透析導入には基準があります（厚生労働省基準）

Ⅰ.腎機能

クレアチニン（Ccr）	点数
8以上（10未満）	30
5～8未満（10～20未満）	20
3～5未満（20～30未満）	10

Ⅱ.臨床症状

程度	点数
高度	30
中等度	20
軽度	10

Ⅲ.日常生活障害度

程度	点数
高度	30
中等度	20
軽度	10

Ⅰ～Ⅲ項目の合計が 60点以上 になったとき導入適応とする

Ⅰ.腎機能

Ⅱ.臨床症状

1. 体液貯留（全身浮腫、肺水腫）
2. 体液異常（管理不能の電解質・酸塩基平衡異常）
3. 消化器症状（悪心、嘔吐、食欲不振、下痢）
4. 循環器症状（重篤な高血圧、心不全、心包炎）
5. 神経症状（中枢・抹消神経障害、精神障害）
6. 血液異常 （高度の貧血症状、出血傾向）
7. 視力障害（尿毒症性網膜症、糖尿病性網膜症）

3個以上を高度、2個を中等度、1個を軽度とする。

Ⅲ.日常生活障害度

起床できないものを高度、
日常生活が著しく制限されるものを中等度、
通勤、通学、あるいは家庭内労働が困難となった場合を軽度とする。

療養指導のプロフェッショナル

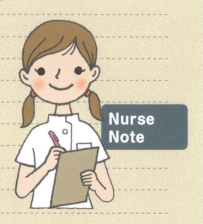

Nurse Note

　看護師は療養指導をするプロフェッショナルであってほしいと思っています。そのためには、患者さんがどのような方であるのか、関心や興味を持って、積極的にコミュニケーションをすることが必要です。

　特に腎臓病患者さんは、慢性疾患患者として、長い期間、自己管理を強いられる生活を過ごされています。指導をするという意識ではなく、患者さんが、どのように療養生活を過ごされてきたのか『聴く』ことに意識をおいて、関わることが大切です。この『聴く』という実践は、意外にも難しいことなのです！

1 透析看護の基本

「透析にならないように」という思い

保存期の指導では、多くの患者さんは「透析にならないように」という思いを持ちながら療養生活を過ごされてきた方が多いです。悪化していく身体を捉えることによって、自分の療養生活がいけなかったのではないかと自責の念を抱く患者さんもいらっしゃいます。

そのような患者さんの気持ちにも寄り添いながら、腎臓病という病気が改善を目指すことができないために悪化してしまうためであり、療養生活が問題だったからではない、ということを伝えていくことが大切と考えています。

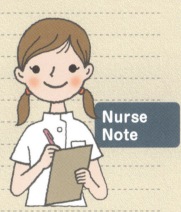

Nurse Note

病と共に生きる人としての理解

・**腎不全は治癒するということはない。**
　➡長く治療と生活の両立をはかっていることを理解しようとすることが重要

いま患者さんがどのような状態（身体的・精神的）にあるのかというアセスメントが大切。

治療のメインは、患者さん自身の生活の中に存在し、患者さんが主体である。医療者の思いを一方的に押し付けることがないようにすることが重要。

腎臓病患者に対する教育

様々な生活調整が必要な患者さんにとって、一番の身近な情報源は、看護師の皆さんです。効果的な患者教育について学びましょう。

自律したマネジメントの必要性

腎臓病の患者さんは長い療養生活を過ごされてきていて、それぞれに工夫しつつ過ごされてきた方が多いです。看護の対象となるのが、成人であることが多いので、看護師には、良き学習のサポートが求められると思っています。

ただし、患者さんを一方的に指導することは、絶対に避けてほしいと思っています。看護師は、往々にして指導をしたがる職種です。押し付けるということは絶対にせず、患者さんと共に療養生活の方策を見い出していくことを心がけてみてください。

▼セルフマネジメントを促すための教育的支援

セルフマネジメントを促すための教育的支援

・患者教育という名の「**成人教育**」である。
アドヒアランス＊を高めるためには、
患者さんの学習をサポートするという学習援助型の教育が必要。

成人の特性を考慮し、学習をサポートする考え方
「成人教育学（**アンドラゴジー＊**）」

＊アドヒアランス　治療方針の決定に患者が積極的に関わり、従うこと。
＊アンドラゴシー　ギリシャ語の「成人ー教育」を意味する。

腎臓病患者さんだけでなく、長く病気を持ちながら過ごされている方の大半は大人（成人）です。大人とは、どういう人であるのか、特徴を理解して、患者教育に携わることが重要です。

特に長期的な療養生活は、自身の生活を管理し、自律したマネジメントが求められます。

次の表のように、大人として、自分の療養生活に対して自己決定し、自ら疑問、問題を見出しながら学んでいくことを目指していきます。

▼ペタゴジー＊とアンドラゴジーの考え方の比較

要素	ペタゴジー	アンドラゴジー
学習者の概念	依存的なパーソナリティ	自己決定性の増大
学習者の経験の役割	学習資源として活用されるよりは、その上に積み上げられるもの	自己および他者による学習にとっての豊かな学習資源
学習へのレディネス（準備）	年齢段階-カリキュラムによって画一的	生活上の課題や問題から芽生えるもの
学習への方向づけ	教科中心的	課題・問題中心的
動機づけ	外部からの賞罰による	内的な誘因・好奇心

患者教育のポイント

そのため、慢性疾患患者さんに対する患者教育は、次のようなポイントで関わることを意識してみましょう。患者さんが、自分の身体に興味を持ち、関心を持つことをめざします。身体の変化を共有し、自己決定できるために、何が必要であるのか、評価をしていきましょう。

▼患者教育における考え方

患者教育における考え方

・自発的・自己決定的であろうとする心理的欲求に応える。

・学習者の経験を学習資源として活用する。

・学習へのレディネスに沿った学習内容である。

・問題解決的・課題達成的な学習内容とする。

・学習者の内的動機づけに働きかける学習内容である。

＊ペタゴジー　ギリシャ語で「子供を導く」の意。

column

血液透析患者数

わが国における血液透析患者数は約32万人といわれ、その数は年々上昇する傾向（毎年約5000人増加）にあります。新たな透析患者のみならず、10年以上の透析歴をもつ患者も増加の傾向にあります。

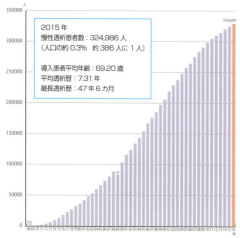

＜慢性透析患者数の推移＞

2015年
慢性透析患者数：324,986人
（人口の約0.3%　約386人に1人）

導入患者平均年齢：69.20歳
平均透析歴：7.31年
最長透析歴：47年6カ月

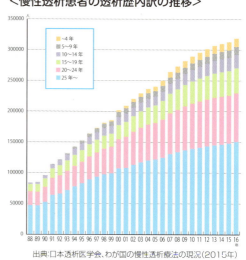

＜慢性透析患者の透析歴内訳の推移＞

出典：日本透析医学会、わが国の慢性透析療法の現況（2015年）

血液透析

血液透析は、人工腎臓（ダイアライザー）を使用して、
血液を人工的にフィルトレーションする治療になります。
全身の血液を、長時間かけて、
機械的にポンプで体外に出して行う治療方法です。
日本では、血液透析を受けている患者さんのほうが
圧倒的に多いのが特徴です。

透析機器の準備（治療前）

治療を開始する前の準備から看護は始まっています。正しい準備の根拠を学びましょう。

プライミング

治療に使う回路は、滅菌処理がされていますが、微細な異物などが回路内に残っていることがあります。**プライミング**とは約700〜1,000mlの生理食塩水を利用して、回路内を洗い流すという作業です。

これによって回路の不具合や接続部の確認にもつなげていきます。また回路内に生理食塩水を充填することによって、体内に空気が入らないようにすることも目的の一つとなります。

ダイアライザーの種類

現在、日本での主流となるダイアライザーは、中空糸型といわれる細かいストローの束がプラスチックの筒の中に入っているタイプになります。

この細かいストロー型の繊維の側面には目に見えないようなサイズの穴（ポアサイズ）があいていて、ストローの中を血液が通り、ストローの束のまわりを透析液が流れています。

このポアサイズは、極小サイズのため、小・中分子量の物質が、血液から透析液へ移行し、血球などの、人間にとって大切な物質は除去されない仕組みになっています。

また、このダイアライザーの繊維に使われている素材によって、性能が多少異なるため、患者さんに合わせて医師が処方していきます。

素材によっては、患者のアレルギー反応を起こす可能性もあるため、初めて使うダイアライザーの場合は、慎重に使用開始していくことが求められます。

また、膜の素材によっては、使ってはいけない薬があるため、要注意です（例：積層型ダイアライザーPAN膜はメシル酸ナファモスタットの使用が禁忌）。

▼ダイアライザー

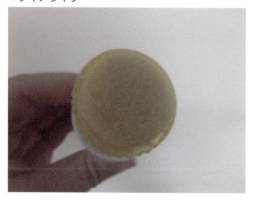

抗凝固剤の選択

　治療を実施継続するためには、とても大切な薬です。使用量や種類については、病態や体格などによって決まっていきますが、経験的に投与量を調整していくことも多いです。

　もし、治療終了後の返血回収作業で回路内に残血が多く見られる場合、または患者さんから抜針後の止血時間が長い場合などは、抗凝固剤の使用量を調整する必要があります。

▼抗凝固剤

薬剤	特徴
ヘパリン	半減期45〜60分。最も一般的で安価な抗凝固剤。
低分子ヘパリン	半減期180〜240分。ヘパリンよりも分子量が少なく、出血傾向の作用が弱いものになる。軽度出血傾向があるときなどに使用を検討する。
メシル酸ナファモスタット	半減期5〜8分。体内での出血傾向への影響が低く、術後や出血のリスクが高いときに使用を検討する。薬価が高価であること、ショックを起こす場合があること、一部のダイアライザー膜では使用できないことがデメリットである。

▼プレフィルドシリンジタイプ

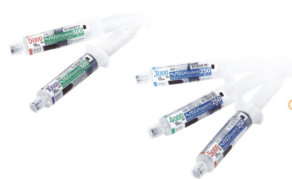

透析機器に使う抗凝固剤も、プレフィルドシリンジタイプが主流になっています。

写真提供：ニプロ株式会社

治療開始前のチェックポイント　Nurse Note

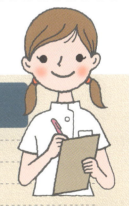

- ☑ 医師の指示どおりの機器が準備できていますか？
- ☑ 医師の指示どおりの薬液が準備できていますか？
- ☑ 各接続部の緩みはないですか？
- ☑ 回路の絡まりはありませんか？

患者の看護（治療前）

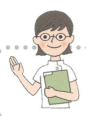

1日おきに行う治療前には、きちんと安全に治療が実施できるか評価することが重要です。

体重測定

毎回、一定の同じ条件で体重計測することが重要です。高齢者の患者さんであったりすると、杖が体重計にあたっていて、気がつかないうちに体重計測に誤差が生じていたり、車いすごと計測する場合は作業の中で誤差が生じるということがあります。

体重計周囲に何もないこと、計測時に患者さん自身が体重計以外の部分を触ったりしていないことなど、よく観察するようにしましょう。

バイタルサイン

治療を始める前に、体外循環に耐えうる体調であるかというアセスメントは非常に重要になります。基本的には血圧、体温で問題ないと思いますが、患者さんの体調によってはチェック項目を増やすようにしましょう。適宜、医師に報告していくことが求められます。

治療を安易に始めるのではなく、少しでも気になる様子があれば、診察をしたのちに治療を開始していくことが重要です。採血などの検査の指示が出る可能性があります。

患者さんが来院した様子を見たとき、「あれ、何かいつもと違うかな？」という看護師としての観察力を信じて、通常のバイタルサインと共に、歩く様子、顔色なども気にして見ましょう。

ブラッドアクセス

透析看護を行っていると、その患者さんのシャントについては脳裡に焼き付くくらいに情報を記憶するかもしれません。穿刺を行う前に、よく観察します。これを徹底するようにしましょう。

また、シャント血管だけでなく、シャント肢全体を観察し、皮膚トラブルが生じていないかということも看ていきましょう。

感染徴候がないか、内出血はないか、シャント音はふだんと同じように聴取できるか、痛みなどないか、といった視点で観察を丁寧に行い、穿刺に取り組みましょう。

シャントというものは、本来、静脈血と動脈血が行き来する部分のことをいいます。

「シャント穿刺」と表現すると、吻合部自体に針を刺すと思っている方もいるようですが、決して手術創（吻合部）に刺すわけではないので要注意です。

治療の数時間前に痛み止めの貼り薬を使用するときには、前回の穿刺部位を参考にして、決して同じ部位ではなく、シャント血管に沿って貼りましょう。穿刺部位については、患者さんがよくわかっていますので、お話ししながら薬を貼るのも良いと思います。

▼痛み止めのテープ

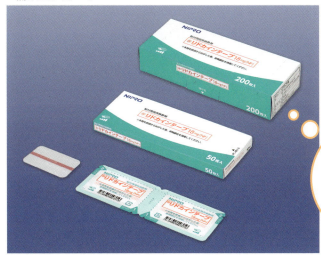

写真提供：ニプロ株式会社

痛み止めのテープは、効果が出るまでに時間がかかりますので、穿刺時間から逆算して30分ほど前に貼るようにしましょう。

血液透析患者さんにとって、シャント穿刺は、治療の最初で痛みを伴うものであるため、苦手とする方も多いものです。そのため、痛み止めテープ薬を使うことのほかに、看護師には穿刺技術も求められます。

穿刺する時間は、なるべく短く終了するようにしましょう。ずるずる針を進めず、刺してから血管を探すことがないようにすることが痛みを少なくするコツです。

また、穿刺に対して恐怖感が強い方などには、**ボタンホール穿刺**を取り入れる手法もあります。

ボタンホール穿刺とは、シャント血管までの皮下にトンネルを作成することによって、先が尖っていない針で、痛みが少なく穿刺ができる方法です。

▼ボタンホール穿刺

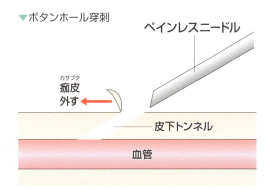

シャントについて

血液透析療法を行うためには、流れの強い血管が必要になります。

- ➡ **なぜ？** 　機械によって体外に一定の血液量を出し血液浄化を行いたい。
- ➡ **だから…** 　動脈の流れを静脈に流すことで、流れの強い血管をつくる。
- ➡ **あれ？** 　流れの強い動脈に穿刺すればシャントをつくらなくてもいいのではないか？

> 吻合部（ふんごうぶ）に穿刺するわけではありません！穿刺する場所は、まんべんなく！

― 動静脈吻合部

> 毎回、動脈に穿刺（せんし）を続けることは**感染のリスクも高く、患者への負担も大きい**ので、継続的に使う方法としては適さない。

シャント管理について

●シャント管理のポイント
長く使うことができるように、医療者だけでなく<u>患者自身も管理できるようにする。</u>

- **シャントの流れがしっかりとしているか。**
  - ➡ シャント音の聴取、スリルの確認。

- **シャント血管に感染徴候がないか。**
  - ➡ 発赤や腫脹がないか。

- **止血がきちんと行えているか。**
  - ➡ 出血や皮下血腫になっていないか。

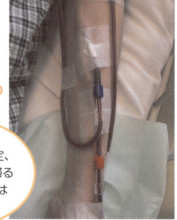

> シャント肢は、腕時計、血圧測定、点滴など流れを滞る原因となることは禁忌です。

穿刺時のチェックポイント

Nurse Note

- ☑ 吻合部から15cm以上は離す。
- ☑ 前回穿刺したところから少なくとも2～3cmは離して穿刺。
- ☑ よく皮膚を伸展して、躊躇せず素早く穿刺する。
- ☑ 高齢者の場合、血管が動きやすいので、しっかりと捉える。

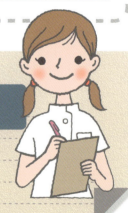

透析機器のチェック(治療中)

治療中は、問題なく機器類が動いているか観察することが重要です。

機器類が問題なく動いているか

臨床工学技士だけでなく、看護師であっても、治療中の回路トラブルが起きていないか、機器類が問題なく動いているのかを観察することが重要です。これらの対処は、チームで行うのが望ましいでしょう。

▼回路トラブルの有無

- ☑ 回路が絡まることなくつながっていますか?
- ☑ 漏血センサー
- ☑ 刺入部にもトラブルはありませんか?

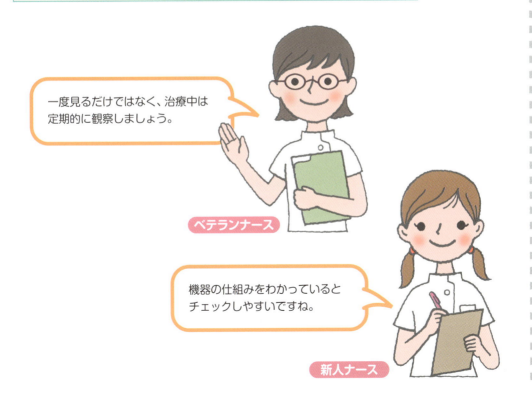

一度見るだけではなく、治療中は定期的に観察しましょう。
ベテランナース

機器の仕組みをわかっているとチェックしやすいですね。
新人ナース

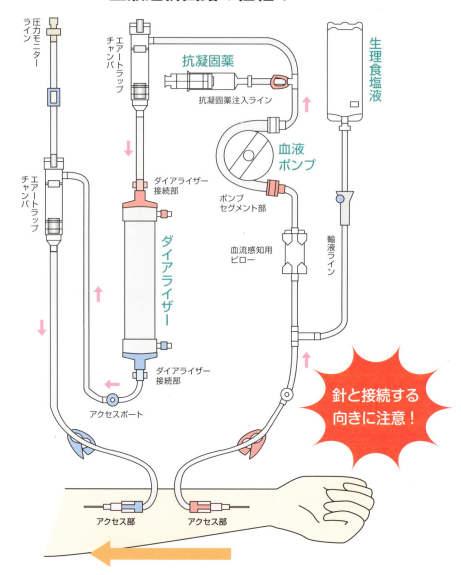

- 機器も回路同士も緩みなく接続
- 適切な抗凝固剤の使用を！

☑ ヘパリン：半減期1～2時間
☑ 低分子ヘパリン：半減期2～3時間
☑ メチル酸ナファモスタット：半減期5～6分 ➡ 生理食塩水に触れると結晶化

▼ダイアライザー

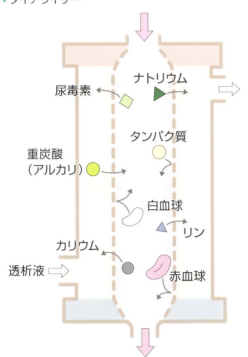

ダイアライザーは細い管状の透析膜（直径約0.2mm）を約1万本束ねたもので、管の中を血液が、その周囲には透析液が流れています。透析膜の小さな穴を通して老廃物や水分、塩分などが透析液の側に移動します。こうして不要なものを除去し、浄化された血液は体に戻ります。

▼接続部のトラブルはないか

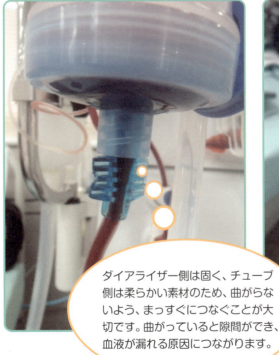

ダイアライザー側は固く、チューブ側は柔らかい素材のため、曲がらないよう、まっすぐにつなぐことが大切です。曲がっていると隙間ができ、血液が漏れる原因につながります。

▼血流が確保できているか

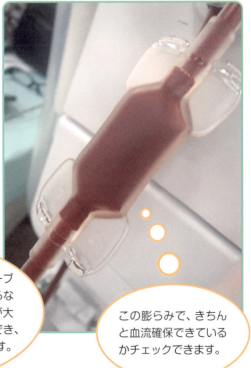

この膨らみで、きちんと血流確保できているかチェックできます。

ただし、最近は、機器が直接モニタリングしているので、このような回路の部位（ピロー）が付いていないことも多いですが、治療に必要な血流が確保できていないと、回路内が陰圧になります。目でも耳でも五感を使って注意していきましょう。

2 血液透析

51

▼機器類が正常に作動しているのか画面でチェックする

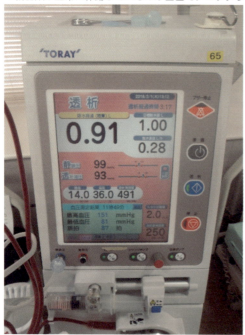

様々な数字がありますが、すべて意味があります。

透析機器のチェックポイント

- 静脈圧：回路内の圧をモニタリングしています。
  静脈圧下限アラームの原因
  ① シャント血流の低下
  ② 脱血側回路の屈折
  ③ 脱血側針先が血管壁にあたっている
  静脈圧上限アラームの原因
  ① 回路内凝固
  ② 返血側回路の屈折
  ③ 返血側針先が血管壁にあたっている
  ④ 返血側血管もれ

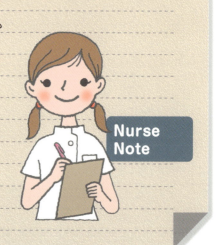

Nurse Note

患者の看護（治療中）

血液透析は、治療中200〜300mlの血液を体外に出している治療です。そして、除水を行っているため、徐々に血液内の水分量が減っていくため、血圧が下がりやすい状況になります。本来の人間の日常ではありえないような状況になっていることを認識しつつ、治療中のリスクを意識しましょう。

バイタルサイン（血圧／脈拍／酸素飽和度）

機械的に除水を行っていることから、血管内ボリュームが減っていくため血圧低下を起こしやすく、また心負荷もかかるため、不整脈を生じるときもあります。

透析中は、患者さんのバイタルチェックは定期的に行う必要がありますが、その頻度は、状況に応じて設定しましょう。

急激に血圧低下を起こす場合もありますので、迅速にショック体位、除水停止しましょう。または必要に応じて、すぐに返血回収作業を行い、ドクターコールという対応につなげましょう。

▼ショック体位
・下肢挙上
・除水は切る
・必要に応じて返血作業やドクターコール

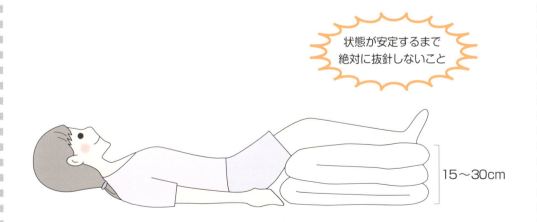

状態が安定するまで絶対に抜針しないこと

15〜30cm

下肢つれの有無

体液バランスが崩れることによって、下肢の筋肉攣れが生じることがあります。

主に過除水のときなどに起きたりしますが、筋肉疲労が強いときなどでも発生します。

不均衡症候群（導入期のみ）

導入期は、これまで尿毒素がたまった状況から、機械的に血液が浄化されるために生じる、脳圧亢進が原因とされています。

透析を始めたばかりの患者さんは、どのようなことが起きるのかわからないので、調子に変化が起きていないのかこまめに声掛けをしつつ、慎重に治療を進めていきましょう。

導入期の入院患者さんを担当する看護師であれば、透析室からの帰室後もバイタルサイン（生命兆候）、気分不快、頭痛などがないのか評価するようにしましょう。

治療中もこまめに患者さんの様子を観察していきます。

新人ナース

透析機器のチェック・患者の看護（治療後）

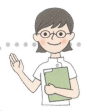

治療が終了してすぐに帰ることができるわけではありません。安全に帰宅できるように、チェックポイントを学びましょう。

機器側

治療が終了したのちに、回路内に充填されている血液を体内へ戻す作業を行います。5分程度で終了しますが、下記の観察ポイントを押さえましょう。

- 投与忘れの薬はありませんか？
- 回路内の残血量はどうですか？
- 感染対策の上、適切に回路を外して、破棄しましたか？

患者さん側

長時間臥床（床につくこと）している患者さんにとって、終了時間は待ち望んでいたときです。ですが、患者さんが自宅に無事に帰れるかどうかのアセスメントをすることは、看護師として非常に重要な視点です。

●バイタルサイン

血圧、脈拍、気分不快などを確認します。

●止血確認

透析療法は、抗凝固剤を使用するため、帰宅中などに再出血が生じないように止血確認はしっかり行います。

●体重測定

除水は予定どおり行えていますか？ 体重計測をしたあとに、予定どおりであったのかチェックしましょう。誤差の原因は、体重測定や機器類の問題です。

● 血液透析治療での看護の実際

入　室：体重は何キロかな？　測り間違いはないかな？

⬇

穿　刺：シャントトラブルはないかな？

　　　　　　　　　　　　　　　　　　　| 1日あき：3％以内
　　　　　　　　　　　　　　　　　　　| 2日あき：5％以内

透析中：バイタルサインは大丈夫？
　　　　ルートは安全に固定されていますか？
⬇　　　その他、全身状態を観察。

回　収：血液の凝固はないかな？

⬇

止　血：再出血はないかな？
　　　　シャントトラブルはないかな？

⬇

帰　室：予定どおり体重が引けていますか？
　　　　血圧の低下はないですか？

テープを剥がす作業

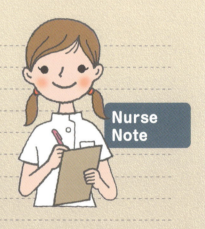

Nurse Note

　筆者が新人時代に先輩から習ったことで、いまでも大切にしていることです。

　最後、たくさん貼ってあるテープ類を剥がしていくという作業がありますが、このときは、かならず勢いよく剥ぐのではなく、体毛の生えている方向を意識したり、丁寧に剥がすということが重要です。これは、一日おきにテープ固定をたくさん行う環境からシャント肢の皮膚が脆弱になりやすいことから注意しなければならないことです。

　テープの種類もたくさんありますので、その患者さんに合うものを使用するようにしましょう。また細かいことですが、テープを剥がしたあとには、微細な糊（のり）が残っていることによりかぶれにつながることもあります。ふき取るなどケアの意識を持っていきましょう。

　また、針を抜くときも、ずるずる抜くのではなく、すばやく抜くことで痛みが少なくできます。ただし、針の周囲にかさぶた状に固まっているときもありますので、よく観察して、少しだけ針をそっと回してから抜き、すばやく滅菌ガーゼで針の穴を押さえるように、シャント血流をとだえさせないように圧迫します。

血液透析患者の食事管理

血液透析を導入した患者さんの食事管理については、少し保存期と異なります。変更点を共に食事が楽しめるように支援していきましょう。

食事管理（HD）

血液透析患者さんの食事管理については、次のようなポイントをあげることができます。保存期腎不全患者さんよりも、血液透析患者さんの場合は、多少タンパク質制限が緩くなることが特徴です。

また、導入期には尿量が維持されていた患者さんであっても、機械的に除水をする血液透析療法を続けることによって、尿量が減っていく現象が訪れます。このため、飲水量の制限は重要となり、その人が摂取してよい水分量は、尿量＋300ml～500ml程度といわれています。

尿量については、徐々に変化していくことが特徴であるため、血液透析を導入したのちも、たまに尿量測定を行うとよいでしょう。

尿量を測ることによって、自分の身体の変化についても知ることになり、食事管理にもつながっていきます。

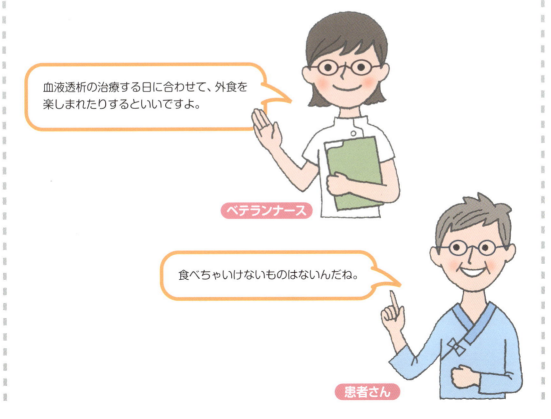

ベテランナース：血液透析の治療する日に合わせて、外食を楽しまれたりするといいですよ。

患者さん：食べちゃいけないものはないんだね。

▼食事管理(HD)

1. エネルギー摂取量
27～39kcal/kg/day で調整する。
タンパク質は1.0～1.2g/kg/day とする。

2. 水分
残腎機能に準じる（尿量に依存する）。

摂取可能な飲水量 ＝ 尿量 ＋ 300～500ml

少量の水で、いかに生活していくのかという工夫についても検討する。

3. カリウム
2,000mg/day 以下に抑える。
野菜、果物に含まれる。
➡ 実施可能な調理方法の工夫点について指導する。

4. 塩分
基本的には 6g/日以下の制限が必要。

5. リン
たんぱく質（g）× 15 以下（約 600mg/day 以下）

また、血液透析療法で使用する透析液には、カリウムが含まれています。血液透析療法は、ダイアライザー内での「拡散」で電解質バランスを整える治療になりますので、体内のカリウムが、「拡散」によって、濃度が平等になる力が働きます。

このため、もともと体内のカリウム濃度が高い状態の場合は、「拡散」によって整えられても、高い状態が維持される可能性が高いので、食生活でカリウム制限を行うことが重要となってきます。

自宅で血液透析

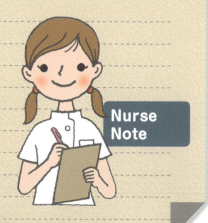

Nurse Note

　最近では、自宅で血液透析を行うことも選択肢の一つとなってきています。自宅でやるためには、患者さんだけでなく、ご家族の協力も得ながら治療を導入していくことが求められますが、毎日治療を行うことによるメリットも明らかになってきているようです。
　施設側の準備が整っていれば、患者さんにも選択肢の一つとして情報提供してもいいかもしれないですね。

腹膜透析

腹膜透析は、自分の腹膜をフィルターの役割の代わりとして
血液を浄化していく治療になります。
自宅で、患者さん自身が行う治療になりますので、
その手順の習得や自宅の準備などを整えていく必要があります。

腹膜透析療法

腹膜透析療法は、体内の誰にでもある腹膜をフィルターとして血液中の老廃物を除去していく治療です。

患者自身が行う治療

腹膜の周囲には毛細血管が多く存在するため、腹膜に透析液が接触することで、浸透圧の力によって血液が浄化されます。

腹膜透析療法は、血液透析に比べて、機械的な治療ではなく、ゆるやかな治療になります。また、大きな特徴が、治療を患者自身が行うことにあり、病院に通院しなくてよいため、自分らしい生活が維持できるとされています。

腹膜透析が普及しない理由

しかしながら、日本における腹膜透析患者の割合は決して多くなく、全国の透析患者の中でも5％未満であることが続いています（日本透析医学会）。この背景には、次のような理由があるとされています。

- 治療は専門家、専門機関に任せるという日本人の国民性。
- 食事や透析のバッグ交換などの自己管理が必要である。
- 開腹術など腹腔内の手術の既往や問題となる疾患があると慎重適応となってしまう（腹膜癒着、人工肛門など）。
- 自身で行う治療であるため、患者の高齢化によって手技が難しくなる。
- 腹膜機能の長期保持が保証されておらず、血液透析への移行が想定される。
- 腹膜硬化症のリスクがある。
- 医療従事者の腹膜透析に対する知識不足や関心が低い。

▼腹膜透析療法

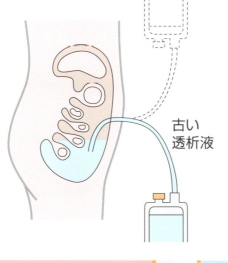
古い透析液

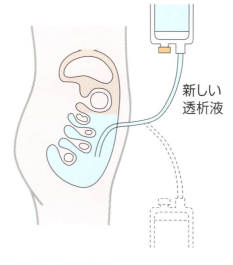
新しい透析液

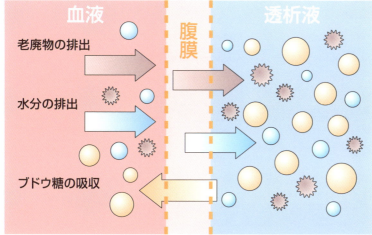

　ただし、長期的な視点で腎代替療法導入を考えるときには、**PDファースト**という言葉＊として表現されるように、尿量が維持されている時期の導入の場合は、腹膜透析を選択することのメリットが大きいとされています。
　セルフケア能力が高いときに、腹膜透析を選択し、患者さん自身のQOLも保持しながら、患者主体の治療を進めていくことが望ましいといわれています。

　一方で、**PDラスト**という言葉も多くいわれるようになり、高齢透析患者さんが増え、寝たきりや体外循環に耐えられないようなフィジカルコンディションとなってきたときに、腹膜透析に移行するケースも出てきています。
　これは、通院が難しくなってきた状況のときに、自宅で行うことができる腎代替療法として、家族や訪問看護の社会資源を投入することによって、緩やかな最期を迎えられるように支援する意味で選択する方法となっています。

＊PDファースト　血液透析より腹膜透析を先に行う透析治療。反対がPDラストとなる。

腎代替療法（腹膜透析）

腹膜透析療法を導入することを決めた場合、腹腔内とつなぐためのカテーテル留置術を行う必要性があります。このカテーテルと腹膜透析液をつなぎ、透析液を腹腔内に入れるため、治療のかなめとなるものになります。

カテーテル留置

カテーテルを留置する位置は、患者さんの日常生活や利き手などを考慮して決めていきます。

カテーテルの先端は、ダグラス窩に留置されるように挿入され、皮下トンネルを通り、2カ所のカフ（器具を固定するバンド）によって抜去防止の処置がされた状態で外につながります。

カテーテル留置を行い、手術室内にて透析液のリーク（漏れ）が見られないか、試験貯留をしたのちに、本格的に治療開始をしていきます。

▼腎代替療法（腹膜透析）

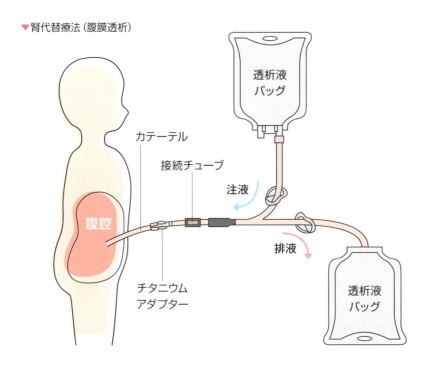

・自宅や職場で実施可能。
・医療操作であるため、滅菌操作など、手順を覚えなければならない。
・尿量が保たれやすいので、飲水制限が緩やかな場合もある。

透析機器の準備

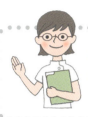

腹膜透析は、自分で行う治療であるため、治療前の看護として重要なのは、自宅環境を整えることと治療に関するセルフケア能力を高めるということになります。

自宅環境の整備

治療を自宅で行うことになりますので、様々な物品を自宅に置き揃える必要があり、それらの物品を配置するスペースの確保が必要になります。透析液は1袋2L（リットル）あります。

これを1日あたり3〜4袋程度使用しますので、自宅に置き備えるためのスペースとなります。

透析液が届く箱には、1つの段ボールに4〜5袋入っています。これが1カ月分の配送であることが多いため、最も多くあるときは、畳1畳分のスペースは必要となってきます。

治療する環境は、ほこりや空気の動きがないところ、または少ないところを選びます。腹腔内と交通するチューブを滅菌操作で触れることになりますので、環境整備は重要です。

ペットを飼っている患者さんでしたら、必ずペットからは隔離された空間が求められます。

使う前にきちんと確認する

腹膜透析を自宅で行う際の準備としては、まず、正しい物品が揃っているか確認すると共に、薬品類の滅菌切れなどの期限を確認する習慣をつけていきます。

長期的に行う治療であるため、古い透析液が混ざって残ってしまう可能性もあります。きちんと使う前に、確認をするように指導しましょう。

また、袋などの破損がなく、薬として使用できるものであるかというチェックも重要です。機器を使った治療を行う場合には、機器類へのセッティングも重要になります。

正しくセットして治療開始しなければ、トラブルの元となりますので、その手技についてもきちんと獲得できるように指導をしましょう。そして機器が動かないときなどの連絡先や対処法についても説明しておくことが望ましいでしょう。

治療を行う場所についても、前述のように埃が少ない場所で行います。空調を切った直後や掃除機をかけた直後などは、治療を行う環境としては望ましくありません。

手技の獲得

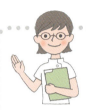

腹膜透析は、患者さん自身が自分の生活の中で行う治療です。その仕組みを理解し、トラブル対処もできるような状態にしておくことが重要です。また、家族も一定程度治療について知識を持つことが大切です。

練習キットでのトレーニング

そのためには、すぐに自分の身体に留置されているカテーテルを利用するのではなく、このような練習キットで、しっかりと技術獲得を目指します。場合によっては、カテーテル留置術を行う前から、トレーニングを実施していくことも有効です。

また、腹膜透析は毎日行う治療になりますので、退院したその日から、自分自身で治療を開始する必要があります。

そのため、退院日が決まったときから、すぐに自宅への物品配送などの準備を進めて、退院時には、患者さん自身のレディネス（準備）が整っていることと共に、自宅環境が整っていることを目指します。

▼練習キットでしっかりと技術を獲得

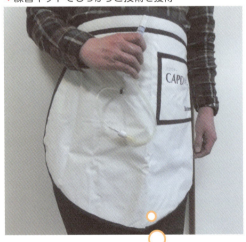

トレーニングには、このようなエプロンを用い、失敗してもよいように繰り返し練習します。

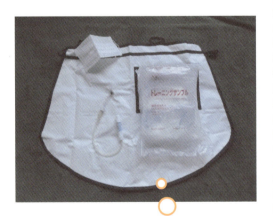

実際のバッグ交換と同じような物品を使って練習ができます（トレーニングバッグの中身はただの水！）。

●手技獲得のチェックリスト

- ☑ 自分で物品が準備できますか？
- ☑ 操作をする前に、きちんと手洗いを行いましたか？
- ☑ 環境は整っていますか？
- ☑ しっかりと手順の流れは覚えていますか？
- ☑ 無菌操作はきちんとできますか？
- ☑ 不潔操作をしてしまったときの対応方法は覚えていますか？

治療中の看護

腹膜透析の治療は、自宅で行うことが多くなることが特徴です。治療中の看護自体は、患者さん自身が取り組むことが中心になるため、その準備から実施、取り外しまでの一連の治療の流れがわかり、問題が発生していることも早期に発見できるようになることが、治療中の看護になります。

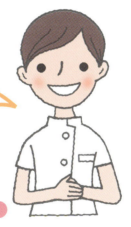

自信を持って、自分でできるようになるまで、しっかり練習しましょうね。

先輩ナース

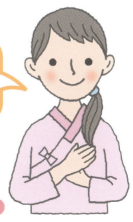

家に帰ったら、全部自分でやらなくてはいけないから、とことん練習します。

患者さん

腹膜透析の治療スケジュール

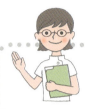

腹膜透析の治療スケジュールを理解しましょう。

バック交換の頻度

　腹膜透析の治療スケジュールは、主に次のようになります。また、このような治療方法の他に、就寝中に機械によって透析液を自動的に交換していく治療方法もあり、日中のバック交換が難しい方などが利用しています。

▼日中に数回透析液を交換する方法（CAPD）

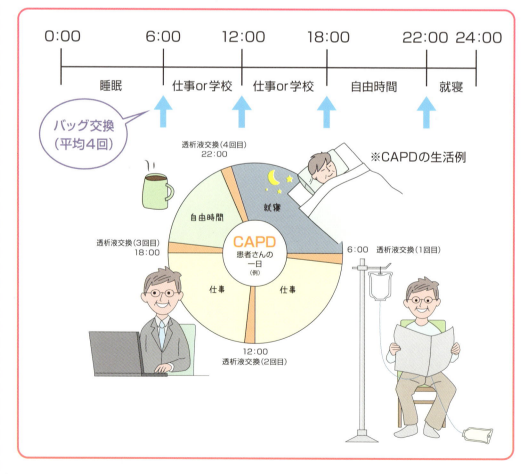

患者の看護

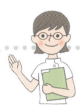

月1回程度の受診は継続し、自宅での経過や内服薬の処方を行っていきます。

治療が順調に行えているか

その際には、日々の除水量をはじめとした、透析に関する状況を確認し、体重、血圧などのバイタルサインと共に、採血結果、出口部の観察などを行い、治療が順調に行えているのかなど、生活についてのお話をするようにしてます。

外来受診時のチェックポイント

外来による受診時のチェックポイントは次のとおりです。

- ☑ 体重
- ☑ 血圧、脈拍数、体温
- ☑ 日々の除水量
- ☑ 透析液の色
- ☑ 注、排液時間
- ☑ 出口部（発赤がないか、膿がでてこないか、肉芽形成していないか、痛みがないか）
- ☑ 浮腫の程度
- ☑ 採血／レントゲン結果

▼出口部ケア

CAPDカテーテルの出口部は、体内外の交通路となっているため感染の徴候を確認していくことが重要。

正面

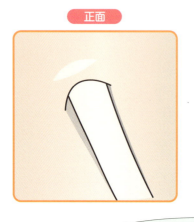

裏面

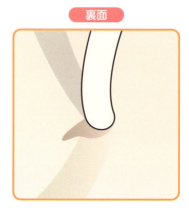

カテーテル挿入する位置も患者さんの生活スタイルに合わせて検討する。

患者さんが自分らしい生活を過ごすために

また、日々の生活の中で、何か変化がないか、治療をしながら生活していくことで、困っていることはないのかなど、療養生活を行う上での相談にも対応していくようにします。

腹膜透析患者さんの場合、患者さん同士の交流が、血液透析よりも乏しくなります。そのことで、精神的な負担が大きくなることもあります。状況によっては、意図的に腹膜透析患者同士の交流ができるような場を設けたり、患者会の紹介なども行うことも検討しましょう。

腹膜透析の場合、身体からカテーテルが出ており、日常生活上は外から見えることはないものの、ボディイメージの変容に直面します。

例えば、ゴルフが趣味の患者さんでは、ゴルフ場でのシャワーを浴びづらくなったという方や、パートナーとの生活で気苦労されるということもあります。

自分で行う治療であるがゆえに、自分自身で「なんとかしなければ」と考えるようなことがあったり、なかなか医療者に相談できなかったりすることもあります。

コミュニケーションを上手にとりながら、患者さんが自分らしい生活を過ごすことができているのか、問いかけながら、看護の糸口を見出していかれることが望ましいと思います。

トラブルの対処方法

何か問題が発生したときには、すぐに病院に連絡を入れてもらうようにします。次のような内容が多く聞かれます。対処方法について適切に説明をし、迅速にしかるべき対応を行いましょう。

不潔操作をしてしまった

カテーテルを折り曲げ、すぐに病院へ。必要に応じてチューブ交換、抗生剤治療を行います。

▼自宅でカテーテルトラブルがあった患者

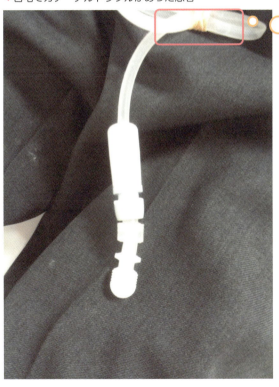

きちんとカテーテルを折り曲げて、輪ゴムで止めています。

排液が出ない（または遅い）

排液が出ない場合は、ツイストクランプが開いていないか、ズボンなどでカテーテルが折れ曲がっていないかなど確認します。

時間がとてもかかる場合には、体内側のカテーテル先端が跳ね上がっている可能性があります。

自然に戻ることも多いので、経過観察も可能ですが、あまりにも続く場合には、レントゲンなどで検査を行い、スタイレットなどによって位置を修正することもありますが、破損などのリスクもあるため、なるべく自然に戻ることを期待します。

または、チューブ内にフィブリン（血液凝固タンパク質）などが詰まっていることにより排液時間がかかることもあるため、ミルキング（つまりを防ぐためにしごくこと）で対処してみることも検討します。

 ## 注液ができない（または遅い）

こちらも、チューブのクランプが開いていること、薬液のシールドが開放されていないことなどを確認します。カテーテルの折れ曲がりも確認します。

それでも、注液ができない場合は、透析液に多少の圧をかけて注液を試みてみることも可能ですが、あまり無理をせずに、医師の指示を仰ぐことが望ましいでしょう。

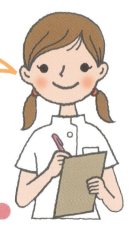

患者さんから相談を受けたときに、きちんと状況を確認して、いっしょに対処すればいいです。

新人ナース

排液の色に異常がある

排液の色を観察する下敷きを利用してチェックしていきます。白い糸くずのようなものが数個浮遊しているのは経過観察で問題ありません。

ただし、排液自体が米のとぎ汁のような白く濁った状態の場合は、腹膜炎が疑われますので医師の指示を仰ぎましょう。

脂っこい食事を摂取することで、排液が白くなることもあるため、所見があったときには、腹膜炎の症状確認と共に、食生活などの様子も確認しておきましょう。

また、運動によって、カテーテルの先端で体内を傷つけてしまうこともあり、多少の血性排液の場合は経過観察でかまいません。ただし、続くような場合は、検査が必要ですので医師へ報告しましょう。

腹膜透析患者への看護①

●導入期
- 透析について受容できるよう支援しつつ、腹膜透析を行う手技を取得できるように指導を行う。
- カテーテル挿入に伴いボディイメージの変容を受容できるようにする。
- 腹膜透析を行いながらの生活が問題なくできるように指導する。
  ➡バック交換後の処理方法、緊急時、入浴方法、出口部消毒方法、食事管理方法

腹膜透析患者への看護②

●維持期
安定した腹膜透析療法を継続することができる。

➡身体面：定期検査（血液検査、心電図、胸部レントゲンなど）の結果から、合併症の早期発見につなげる。

➡精神面：長期に治療していくことによって生じる不安やストレスに対応していく。（自宅で行う治療のため、患者同士の交流が少ない。）

腹膜透析患者の食事管理

これまでの保存期から食事管理が多少変化するため、改めて栄養指導を行うなど、看護師だけでなく他職種の力も借りながら、患者さんの指導に努めていくことが望ましいです。

食事管理（CAPD）

腹膜透析患者さんの食事療法基準は次のように述べられています。

最も特徴的なのは、カリウムの制限が特にないことと、透析液が糖液であるためカロリー制限があるということです。

- エネルギー：30〜35　kcal/kgBW/日
- 食塩：PD除水量（ℓ）×7.5＋尿量（ℓ）×5g/日
- カリウム：制限なし
- タンパク質：0.9〜1.2　g/kgBW/日
- 水分：PD除水量＋尿量
- リン：≦タンパク質（g）×15

▼食事管理（CAPD）

食事管理（CAPD）

平均約400kcal（ケーキ約1個分相当）がお腹から吸収

1. エネルギー摂取量
腹膜透析では浸透圧物質として使用するブドウ糖が腹膜を通して吸収されエネルギーとなるCAPD患者40名中、全体の34名（約85％）と大多数の患者さんで体重の増加を認めた結果もある。

2. 水分
残腎機能が比較的保たれているため、
接種可能な飲水量 ＝ 尿量 ＋ 腹膜透析による除水量

3. カリウム
腹膜透析はカリウムを含んでいないため基本的にカリウムの制限はないが、残腎機能が低下した場合には軽度のカリウム制限が必要。

4. 塩分
基本的にはHD同様6g/日の制限が必要。

腹膜の透過性をチェック

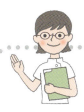

腹膜透析に使われている透析液は、主にブドウ糖が使われているため、濃度が濃い透析液を使えば、浸透圧が高くなるので除水能力は高くなります。

➕ 治療後の看護

腹膜透析のデメリットのひとつに、腹膜機能は、ずっと保たれることが難しいということがありました。そのため、腹膜の能力を評価する検査と共に、適切な透析メニューの設定を行うことが重要です。

しかしながら、腹膜へのダメージは強くなり、腹膜硬化症をおこしやすくなるという欠点があります。患者さんにとっての、至適透析の設定を見極めるために、**PET**（Positron Emission Tomography：陽電子放射断層撮影）と呼ばれるテストによって、腹膜の透過性をチェックしていくことが重要です。

PET検査

PET検査は1年に1回程度行い、評価していくことが重要です。この結果によって、腹膜透析の処方を調整してみたり、血液透析への移行するタイミングを検討していく材料になったりします。

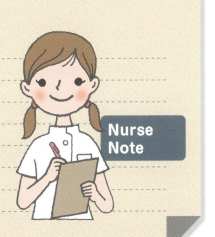

Nurse Note

併用療養

腹膜透析療法を長年行うことによって腹膜の劣化が生じてきます。なるべく腹膜に負担をかけないようにするには、濃度の低い透析液で維持できることと、腹膜を休める日を設けることです。

全身の身体的負荷を軽くする

このため、週1回の血液透析療法を併用するという方法が多く行われてきました。

併用療養を行うことにより、腹膜を休めることにもなり、機械的に尿毒素を除去することにもなるため、全身の身体的負荷が軽くなることにつながります。

長期的に治療を行う患者さんにとって、どのようなタイミングで、どのように治療を行っていくのかをアセスメントしていくことも看護師の大切な役割です。

▼併用療法のスケジュール例

月	火	水	木	金	土	日
PD	PD	PD	PD	PD	HD	休み

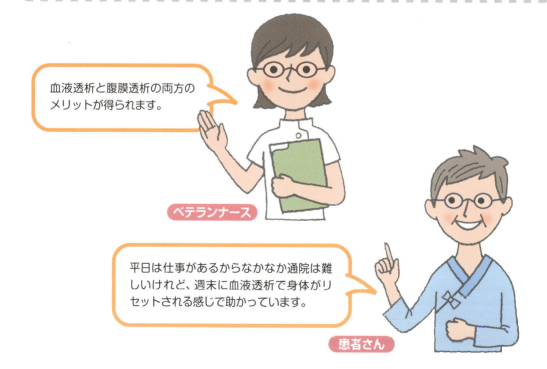

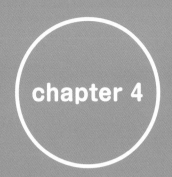

腎臓病患者の合併症と看護

長く全身に影響を与え続ける腎臓病は、
様々な合併症をきたします。
その予防策と共に看護について学びましょう。

透析による合併症

全身に影響を及ぼし、長期にわたり治療を行う透析療法は、合併症も全身にわたります。

主な透析合併症

透析療法は、腎臓の代替療法として行う治療ですが、腎臓の機能をすべて代わりに行うということは難しい治療です。その反面、透析機器の性能が上がったことにより、透析療法を長く継続していくことができるようになりました。

そのため長期的に治療を行う中での弊害や、透析が直接的な原因ではなく、患者さん自身の高齢化によって身体的な問題が表明化するということも多くなっています。

透析に関する合併症とは、次の表にあるように広く考えられますが、看護として関わることのできるポイントを述べます。

▼主な透析合併症

1. 循環器系合併症
1)高血圧
2)低血圧
3)虚血性心疾患
4)不整脈
5)心不全
6)透析心、拡張型心筋症
7)心外膜炎
8)抹消血管症患（PADなど）
2. 腎性貧血
3. 骨関節合併症（CKD-MBD）
1)二次性副甲状腺機能亢進症
2)低回転骨
3)骨軟化症
アルミニウム骨症
4)異所性石灰化
4. 透析アミロイドーシス
5. 感染症
1)ウイルス性肝炎
2)結核
3)シャント感染

6. シャント関連合併症
7. 消化器系合併症
1)胃炎・胃潰瘍
2)虚血性腸炎
3)便秘
8. 神経系合併症
1)脳血管障害
2)尿素症性脳症
3)透析脳症
4)末梢神経障害、
レストレスレッグシンドローム
5)認知症
9. 栄養障害、骨格筋萎縮
10. 悪性腫瘍
11. 皮膚瘙痒症（ひふそうようしょう）
12. 睡眠障害

出典：栗山哲編、腎臓病診療ゴールデンハンドブック、南江堂

循環器系合併症

過除水や毎回の除水量が多いことによって、心機能に負担が起こり、低血圧、不整脈、虚血性心疾患、心不全などの循環器系合併症が発生しやすくなります。そのため、看護師の役割としては、主に生活指導などによって、適正な体重管理を行うことが求められます。

適正除水量の設定

ドライウェイトから3〜5%程度の増加量であれば一般的に負担なく除水ができるとされていますが、個人差もあるので、過去の透析中の記録から血圧変動の少ない除水量の設定をしていきましょう。

適正体重（ドライウェイト*）の設定

除水量の多少にかかわらず、血圧変動が大きい場合は、心機能低下、または適正体重の設定がずれているという評価になります。胸部レントゲン（心胸比）、下大静脈径、hANPをアセスメントし、適正体重の設定を検討します。

＊**ドライウェイト**　身体に余分な水分の貯留のない状態で、透析後に達成しなければならない目標体重のこと（次ページ「ナースノート」参照）。

ドライウェイトの評価方法

ドライウェイトは「体液量が適正で、透析中に過度の血圧低下を生ずることなく、かつ長期的にも心血管系への負担が少ない体重」と定義*されています。

胸部レントゲン(CTR):
　　大きいとき→ドライウェイトを下げる。
　　小さいとき→ドライウェイトを上げる。

下大静脈径:
　　透析後の吸気時下大静脈径 6〜10mm、虚脱指数 0.8以上。

hANP: 数値が高いとき→ドライウェイトを下げる。
　　　数値が低いとき→ドライウェイトを上げる。

*出典:日本透析医学会. 血液透析患者における心血管合併症の評価と治療に関するガイドライン. 透析会誌44(5). 2011. 361

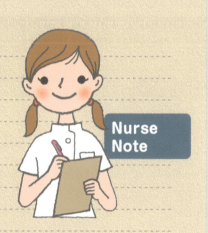

血圧を高くすることで生き延びてきた!?

人は血圧を上げることで生き延びてきた!

血圧を上げるホルモン
1) アンジオテンシンⅡ
2) レニン
3) ノルアドレナリン
4) アドレナリン
5) ドパミン
6) ステロイドホルモン
7) アルドステロン
8) バゾプレッシン
9) エンドセリン
10) 甲状腺ホルモン

血圧を下げるホルモン
1) ANP（心房性ナトリウム利尿ペプチド）
2) アドレノメデュリオン（1993年に日本人医師が発見）

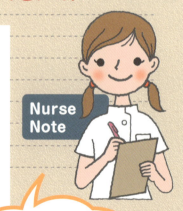

人間の体内には、血圧を下げるホルモンよりも、上げるホルモンのほうが圧倒的に多いのです！ 血圧が高くなりやすいということがわかりますね！

シャント関連合併症

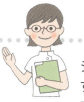

シャントは透析療法を続ける命綱になります。血管の走行は個人差がありますが、同じような場所ばかりを穿刺し続けていたりすると、その部分が狭窄することにつながるので、穿刺はまんべんなく実施することが重要です。シャント関連合併症については、患者さん自身が自宅でも早めにトラブルを発見できるように指導をすることも大切です。

狭窄

シャント音減弱や、ハイピッチの音が聞こえることによって狭窄の部位を明らかにすることができます。まれに触診によっても、狭窄部位を見つけることも可能なときがありますので、しっかりと聴診、視診、触診を行いましょう。

スチール症候群

シャント吻合術によって、末梢の血流障害が起き、手指、手掌が白くなり、冷感が生じるような現象です。

シャント感染

一日おきに太い針を抜き差しする治療であり、シャント血流は勢いが強いため、細菌などが体内に入りやすく、全身に回りやすい状況です。
穿刺時の不潔操作を避け、入浴など、生活の中で汚染につながらないように注意します。

骨ミネラル異常症

慢性腎臓病によって、透析療法でも、除去しきれない物質が残ることによって生じるものです。カルシウム、リン、副甲状腺ホルモン、ビタミンDの代謝異常などによって、骨粗しょう症や異所性石灰化を起こしやすくなります。

カルシウムを補給する働き

カルシウムとリンは本来であれば、シーソーのようなバランスを保つものです。血中のリンが高くなると、カルシウムが低くなり、バランスを取るように自身の骨からカルシウムを補給するような働きをしていきます。

この働きをつかさどっているのが、副甲状腺ホルモンになります。透析患者さんはリンが高くなりやすいので、高リン血症につながるような食生活の指導につなげていきましょう。

▼日本透析医学会ガイドライン

Ⅰ. 血清P，補正Ca濃度の管理目標値
1) 血清P濃度の目標値
　　3.5〜6.0mg/dL
2) 血清補正Ca濃度の目標値
　　8.4〜10.0mg/dL

Ⅱ. P，Caの管理目標値からの治療指針
1) 血清P濃度，血清補正Ca濃度，血清PTH濃度の順に優先して、管理目標値内に維持することを推奨する。
2) 血清P濃度もしくは血清補正Ca濃度が持続して高い場合は、速やかな治療法の変更を推奨する[*1,2,3]。
3) 原則として，血清P濃度、血清補正Ca濃度を管理した上で、血清PTH濃度を管理目標値内に保つよう活性型ビタミンD製剤もしくはシナカルセト塩酸塩の投与を調整することが望ましい。
4) 血清PTH濃度が高い場合は、P，Caを管理する一つの方法としてシナカルセト塩酸塩の投与を考慮することが望ましい[*4]。

補足
[*1] 血清P濃度が高い場合には，十分な透析量の確保やP制限の食事指導を考慮することが望ましい。低P血症の原因として低栄養が考えられる場合は、その改善に努める。
[*2] 高Ca血症をきたしやすい場合，血管石灰化が著明な場合、無形成骨症と考えらえる場合、もしくは低PTH血症が持続する場合は、炭酸Caの減量や中止が望ましい。
[*3] 高Ca血症もしくは低Ca血症が遷延する場合、透析液Ca濃度の変更を考慮することが望ましい。
[*4] シナカルセト塩酸塩を開始する場合は、原則として血清補正Ca濃度が9.0mg/dL以上が望ましい。

出典：日本透析医学会、慢性腎臓病に伴う骨・ミネラル代謝異常の診療ガイドライン、2012

便秘・皮膚トラブル

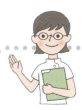

前述のリンを下げるための薬の副作用や、水分制限などの生活スタイルに伴い、便秘で悩まされる透析患者さんは非常に多いです。

患者さんの排便管理

尿毒素などの影響により、腸内環境が整いづらいということも影響しているようです。薬に頼ることも多いですが、食事や運動などの生活習慣でコントロールすることも望ましいため、患者さんと対話をしながら排便管理を支えていきましょう。

▼排便マッサージ

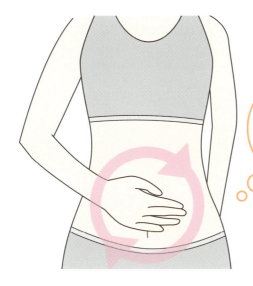

腸の走行に合わせてマッサージします。手の温かみで優しく和らぐ感じに。

皮膚掻痒（ひふそうよう）などの皮膚トラブル

水分制限を行う生活に伴い、慢性的に皮膚が乾燥することが原因であったり、長期透析のよって尿毒素の体内蓄積によって強い痒（かゆ）みを生じることがあります。

根本的な治療方法はなく、対症療法として皮膚の保湿を促したり、抗ヒスタミン薬を使用するという方策になります。

日ごろの保湿などによって、自分の身体に興味を持ちながら、皮膚の観察を行うように患者さんと共にケアに取り組むことも重要です。

フレイル予防

高齢化社会において、健康寿命を延ばそうという取り組みが広く行われています。その中でも、特に最近ではフレイルという概念が重視されています。

チームで取り組む予防対策

フレイルは、厚生労働省研究班の報告書で「加齢と共に心身の活力（運動機能や認知機能等）が低下し、複数の慢性疾患の併存などの影響もあり、生活機能が障害され、心身の脆弱性が出現した状態であるが、一方で適切な介入・支援により、生活機能の維持向上が可能な状態像」とされています。

血液透析患者さんの場合、1日おきに4時間の治療をベッド上で臥床して過ごします。腹膜透析患者さんの場合も、腹腔内に透析液を入れるため、腰痛を起こしやすい状況で、なかなか長い時間歩くことができないというような患者さんもいらっしゃいます。

これらのことが影響し、透析患者さんの筋力低下が課題となっています。フレイル予防を目指すためには、栄養士や理学療法士など、チームで取り組むように調整をしましょう。

▼透析患者の特徴*

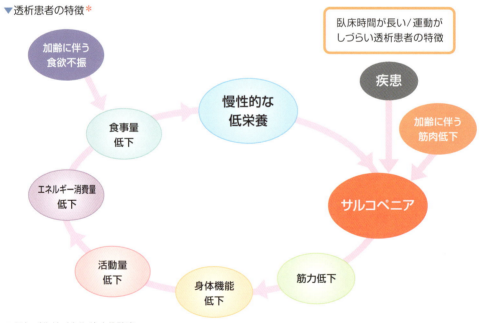

＊フレイルサイクル1）より改変
出典：Fried L.P et al; Frailty in Older Adults Evidence for a Phenotype. J Gerontology, 56: M146-157 2001

フレイルの予防ポイント

フレイルの予防には以下のものがあります。

●透析に関連する慢性腎臓病の管理をしっかりと行う
全身管理を行うことで予防の第一歩につながります。

●適切な栄養摂取を心がける
適度なタンパク摂取によって、筋力保持につなげます。

●適切な運動療法を行う
　各自のレベルに合った運動を行うことによって筋力保持、または高めることになります。最近では、透析中に運動を行う取り組みをすることもあります。

●感染症の予防
　高齢であることや、透析療法を行っていることによって、感染症にかかりやすい状況です。日ごろから体力をつけ、感染症予防を指導していきます。ちょっとした体調変化によって、一気に寝たきりにつながっていくことを予防します。

先輩ナース：血液透析は週3回、4時間以上寝たままで過ごします。腹膜透析も腹腔内に透析液を貯留するため、歩きづらさが生じたりします。フレイルが進むと、他の弊害が生じやすくなります。

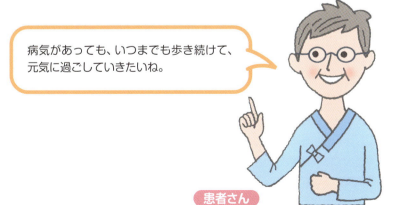

患者さん：病気があっても、いつまでも歩き続けて、元気に過ごしていきたいね。

透析医療における社会保障制度

透析医療は、非常にお金のかかる治療のひとつです。透析医療にかかる金額は年間300万円ほどともいわれています。

障害者手帳1級の保障

　透析医療では、社会保障制度が整っており、現在では、障害者手帳1級の保障を受けることができます。また、その他にも受給可能な制度もあるため、入院中からソーシャルワーカーなどと連携していくことも大切になります。

　これらのすべての制度について、理解しておく必要性はありませんが、透析療法を導入することと同時に、障害者手帳の申請が必要となることを知っておくことが大切です。

　早めに申請が完了することで、早めに社会保障制度を利用することができるため、家族の協力を得たりして、円滑な退院生活に結び付けていくことが重要になってきます。

▼医療費に関連した制度

医療費に関連した制度

- 公的負担医療制度（長期特定療養疾病）
- 障害者手帳（自立支援医療重度障害者医療費助成制度）
- 限度額適用認定
- 高額医療費制度

身体障害者手帳

　病気やけがのために、身体のどこかの部分が法の定める障害状態になった場合は、本人の申請に基づき、取得することができます。なお、以下に腎臓に関する等級を示します。

- 1級：機能障害により自己の身辺の日常生活活動が極度に制限される者。
- 3級：機能障害により家庭内での日常生活活動が著しく制限される者。
- 4級：機能障害により社会での日常生活活動が著しく制限される者。

身体障害者手帳所有者が利用できる制度

身体障害者手帳所有者が利用できる制度は次のとおりです。

▼医療費の助成制度

> 税金の免除：国税（所得税、相続税、贈与税の免除）、地方税（住民税、自動車税、自動車取得税の免除）交通、移動の援助：JR、バス、タクシー、航空運賃などの運賃の割引、有料道路通行料の減額、駐車禁止除外指定車両章の交付、自動車運転免許証取得費の助成。公共住宅に優先的に入居。
> 在宅生活の援助：車椅子、身体障害者の日常生活用具（CAPDの加温器など）、住宅の改造。
> 福祉ホームが低額で利用可能。
> NHK放送受信料の減免。

支援費制度

介護保険にないサービスや介護保険ではできないサービス（社会参加などを目的とする外出）は支援費のサービスが利用できる。

・居宅サービス：ホームヘルプサービス、デイサービス、ショートステイ。
・施設サービス：内部障害者更生施設など。
・授産施設　　：障害があり、一般企業に就職することが難しい人が自立した生活を目指して働く場所。

特別障害者手当

20歳以上の精神または身体に重度の障害があり、日常生活に常に介護が必要な人が受けられる制度。透析患者であるだけでなく、寝たきりなどで介護が必要な状態の方である必要があります。

受給者または配偶者、扶養義務者の前年の所得が一定の額以上であるときは手当は支給されません。支給額は26,940円/月（平成30年4月時点）。

障害年金

公的年金加入者が65歳よりも前に病気などによって一定の障害状態になったときに受けられる年金制度。

受診時（病気が初めて明らかとなったとき）に加入していた年金によって条件は異なりますが、条件を満たせば受給することができる制度です。透析療法の場合は、透析療法の原因になる疾患の診断を受けた日が初診日となります。

高額療養費制度

高額療養費制度は、家計に対する医療費の自己負担が過重なものとならないよう、医療費の自己負担に一定の歯止めを設ける仕組みです。

平成27年1月より、負担能力に応じた負担とする観点から、70歳未満の方の所得区分を細分化し、自己負担限度額をきめ細かく設定する見直しを行いました。

▼見直し前（平成26年12月診察分まで）

	所得区分	ひと月あたりの自己負担限度額（円）
70歳未満の方（※1）	上位所得者 （年収約770万円～） 健保：標報*53万円以上 国保：年間所得（※2）600万円超	150,000+ （医療費-500,000）×1% <多数回該当：83,400>
	一般所得者 （上位所得者・住民税非課税者以外） 3人世帯（給与所得者/夫婦子1人の場合：年収約210万～約770万円）	80,100+ （医療費-267,000）×1% <多数回該当：44,400>
	住民税非課税者	35,400 <多数回該当：24,600>

▼見直し後（平成27年1月診察分から）

所得区分	ひと月あたりの自己負担限度額（円）
年収約1,160万円～ 健保：標報83万円以上 国保：年間所得901万円超	252,600+ （医療費-842,000）×1% <多数回該当：140,100>
年収約770～約1,160万円 健保：標報53万～79万円 国保：年間所得600万～901万円	167,400+ （医療費-558,000）×1% <多数回該当：93,000>
年収約370～約770万円 健保：標報28万～50万円 国保：年間所得210万～600万円	80,100+ （医療費-267,000）×1% <多数回該当：44,400>
～年収約370万円 健保：標報26万円以下 国保：年間所得210万円以下	57,600 <多数回該当：44,400>
住民税非課税者	35,400 <多数回該当：24,600>

※1 70歳以上の方については、平成27年1月以降も見直しはありません。
※2 「年間所得」とは、前年の総所得金額及び山林所得金額並びに株式・長期（短期）譲渡所得金額等の合計額から基礎控除（33万円）を控除した額（ただし、雑損失の繰越控除額は控除しない）のことを指します（いわゆる「旧ただし書所得」）。

看護師としての情報提供

最近では、国民皆保険であるわが国であっても、医療費の支払いについて問題を抱えている患者さんも少なくありません。このような方たちにも、活用できる社会資源があることをお伝えできることは看護師としても重要です。

また、このような制度については、あまり広く広告されているようなものではないため、知らずに入院されてくる方も非常に多いです。

これも早めに申請しておくことで、自己負担を少しでも減らすことができます。入院が決まった外来での説明を行うなど、情報提供していくことが大切です。

看護師にとって、社会保障制度は苦手な分野かもしれませんが、ソーシャルワーカーなどと協働して支援につなげていきましょう。

災害対策に備えた生活指導

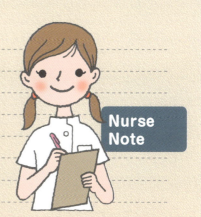
Nurse Note

　これらの生活指導は、非常時にあたる災害時などでも活きてくる知識になります。透析患者さんは災害時、公的な避難場所に逃げることによって、円滑に支援を受けることができるシステムがあります。生活を整えることは、災害時にも活用できるということも踏まえて、ふだんから指導していきましょう。

▼いつでも持ち出せるようにしておく避難物品（例）。

療養に関するもの	生活用品
□ くすり	□ 貴重品（現金、通帳など）
□ 体温計	□ 携帯電話
□ 非常食	□ 懐中電灯・電池
□ 食品交換表	□ 携帯用ラジオ
□ マスク	□ 着替え／タオル
□ 身障者手帳	□ メモ／筆記用具
□ 保険証・診察券・患者手帳	□ トイレットペーパー
□ ショールなど保温できるもの	□ ウェットティッシュ
□ うがい薬・消毒液・絆創膏	□ 生理用品
	□ 義歯・眼鏡・杖など
〔糖尿病性腎症の方〕	□ 靴や室内履き
□ インスリン自己注射セット	□ ラップ
□ 血糖自己測定器具	□ 大きなゴミ袋
□ 糖分、ブドウ糖	□ 軍手
〔CAPDを受けている方〕	
□ 非常時用透析液バッグ	

＊**標報**　標準報酬月額のこと。厚生年金や健康保険などの「基準となる報酬」金額。

column
血液透析患者の状況

　透析導入の原疾患として、糖尿病性腎症の割合が増加しています。慢性腎臓病対策として、予防対策を総合的に推進する必要があります。また、近年、糖尿病を合併する透析患者が増加傾向にあります。糖尿病を合併する透析患者は、糖尿病がない透析患者と比較して、心筋梗塞や脳梗塞、四肢切断などの既往が明らかに多い傾向にあります。

▼透析導入患者の主要原疾患の割合推移

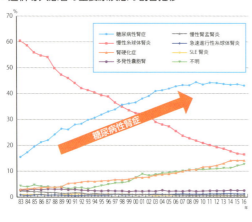

出典:日本透析医学会、わが国の慢性透析療法の現況(2015年)

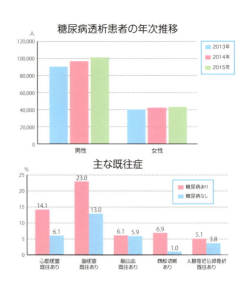

高齢透析患者に対する看護

日本全体の高齢化が進む中、
高齢透析患者さんの割合も増えてきています。
社会的背景と共に必要な看護について
考えてみましょう。

「高齢化」による医療費の増大

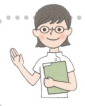

日本全体の高齢化と共に医療費の増大が問われています。特に透析医療は、医療費として大きく占めている治療方法であり、その患者数が増えていることが社会的な問題となっています。

「高齢者」の背景

世界的にも長寿である日本においては、次のように高齢者が増加していると共に、医療依存度が高いことも特徴です。

・日本における「高齢者」とは65歳以上。
・わが国における高齢者率は27.3％（内閣府「高齢社会白書」より）であり、世界で最も高齢者が多い国として続いている。
・平均寿命（厚生労働省発表　2017年人口動態統計より）

> 男性80.98歳（世界2位）前年比＋0.23歳
> 女性87.14歳（世界2位）前年比＋0.15歳

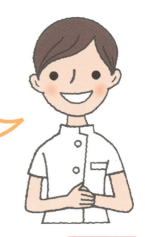

医療の進歩に伴って、病気を持ちながらでも長く人生を過ごすことができる世の中になってきましたね。

先輩ナース

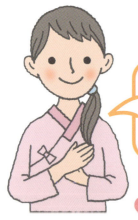

なかなか未来のことを考えるのは難しいけれど、病気があっても高齢となったときのことを考えながら生活することは大切ね

患者さん

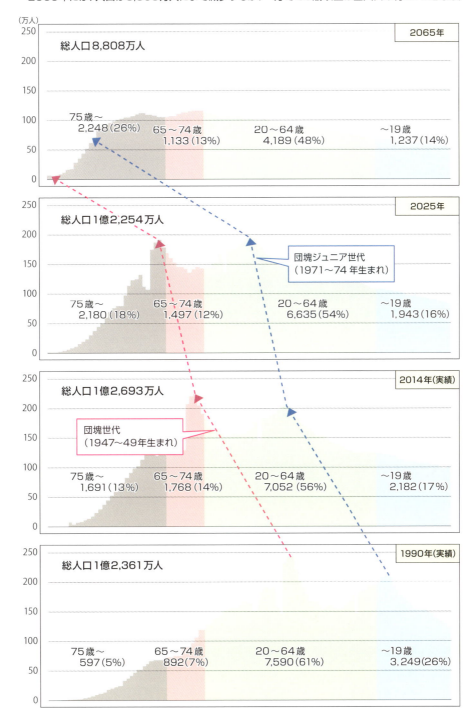

人口ピラミッドの変化（1990〜2060年）

・団塊の世代が全て75歳となる2025年には、75歳以上が全人口の18％となる。
・2065年には、人口は8,808万人にまで減少するが、一方で65歳以上は全人口の約38％となる。

出典：総務省「国勢調査」および「人口推計」、国立社会保障・人口問題研究所「日本の将来推計人口（平成29年推計）」

高齢者による療養生活

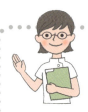

高齢者は、身体的な能力低下は見られたとしても、精神的、社会的には成熟している時期にあたります。透析患者さんの全体的な年齢が上昇していることによって、看護の視点も、高齢者がどういう存在であるのか、長く療養生活を過ごされてきているということがどういうことであるのか、熟慮することが大切です。

様々な価値をもち、生活している高齢の透析患者

エリクソン＊による「ライフサイクル」の概念では、「老年期は、エンド・ステージを目前にして、漠然とした不安や悔恨、また無常観に押しつぶされそうになるときもあるが、この気分に抗して新しい生き方を人生全体から学びなおす時期でもある。」と述べています。

バトラー＊による「生活者としての老年期」の概念では、「老人は、他の年齢の人たちと同様に様々な人がいる。老化のパターンも、健康な人から病弱な人、分別のある人から分別に欠ける人、活動的な人から無関心な人、有益で建設的に参加する人から関心を示さない人、高齢化についての陳腐な固定概念から豊かな独創性まで、広範囲にわたる違いがある。」といわれています。

様々な価値をもち、生活している人であるということを、高齢の透析患者さんの看護にも、活かしていくことを忘れないようにしましょう。

高齢者が罹患したときの特徴

高齢者が罹患したときの特徴としては、次のような特徴があげられます。

・症状、経過が典型的ではない（非定型的）。
・合併症を起こしやすく、複数の疾病を持つ。
・慢性的に経過することが多い（経過が長い）。
・病状が急変しやすい。
・脱水・電解質異常を起こしやすい。
・意識障害、せん妄を起こしやすい。
・薬剤の副作用が出やすい。

＊**エリクソン**　米国の発達心理学者（1902～1994年）。「アイデンティティ」の概念を提唱した。
＊**バトラー**　米国の精神科医。「回想法」というカウンセリング手法を提唱した。

丁寧なフィジカルチェック

このことを考慮して、高齢者をアセスメントしていく際に注意する必要があります。急性疾患では、高齢者は、若年患者さんとは異なる発症をしていきます。症状が顕著に表れなかったりすることも特徴です。身体に何が起きているのか、丁寧にフィジカルをチェックしていくことが求められるでしょう。

また、高齢者に対する看護を考えるときには、その患者さんの先の人生を見据えた支援を検討していくことが重要です。

これは、退院支援の方法などにも影響してきますので、どこで生活をしていくのか、誰が支援してくれるのか、社会的資源を、どのように投入していく必要があるのかという考えが大切です。

特に高齢の透析患者さんの場合には、地域で、どのように負担なく治療を継続していくのかということを考えましょう。

高齢者のアセスメントのポイント

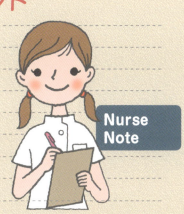

Nurse Note

- 高齢者は遠慮深く、受け身であることが多いことを意識する

　入院して間もなくは、看護師になかなか本心を語ることができないことも多いです。家族などの重要他者から情報を得ることや、その患者さんを客観的な視点から、日常の習慣などを知ることも可能です。

- 高齢者の話をしっかりと聴く

　時間をかけて話をきくというわけではなく、高齢者自身に関心を持って話を聞くということです。このことから、関係性の構築にもつながります。

- 自分の価値観で高齢者と捉えないようにする

　高齢者だけではありませんが、看護師として患者さんと向き合う際には、自分の価値でなく、相手がどのような思いでいるのか、どのようになりたいと思っているのか、ということから看護実践をはじめていきましょう。

▼老化による身体機能の変化と日常生活への影響

	主な身体的機能の変化	生活への影響
脳神経 脳血管系	・脳細胞の減少と変性萎縮 ・脳血管の硬化➡脳血流減少 ・神経細胞減少➡神経伝達速度低下	・意欲注意力低下 ・行動に時間を要する ・物忘れ
内分泌系	・メラトニンの血中濃度の減少 ・女性：閉経後のエストロゲン➡濃度低下	・睡眠障害 ・骨粗鬆症➡易骨折
腎・泌尿器系	・腎臓の萎縮、濃縮力の低下 ・膀胱の萎縮 ・括約筋の硬化、弛緩 ・尿道括約筋の弛緩 ・前立腺肥大	・夜間頻尿 ・薬物排泄機能低下 ・残尿、頻尿、失禁等
呼吸器系	・肺組織細胞の低下➡肺の弾性低下 ・胸郭、肋骨の硬化➡呼吸運動抑制 ・気管支繊毛活動減少➡咳嗽反射低下	・誤嚥、喘鳴 ・労作性呼吸困難 ・気道感染
循環器系	・心筋収縮力低下➡心拍出量低下 ・血管の肥厚、硬化➡弾力性の低下	・労作性動悸 ・収縮期血圧の上昇
消化器系	・唾液腺機能の低下➡口腔内洗浄機能低下 ・胃液分泌低下➡消化液の分泌低下 ・腸の蠕動運動の低下	・咀嚼の低下 ・口内炎 ・下痢、便秘、弁失禁
感覚器系	・視覚：視力、視野、順応低下 ・聴覚：高音域、語音の弁別機能低下 ・味覚：味覚の低下 ・嗅覚：鼻粘膜の萎縮 ・皮膚：表皮の萎縮、真皮の弾力性の変化、 　　　汗腺、脂腺分泌低下	・視力、調節力の低下 ・勘違い ・表皮剥離 ・高音域が聞こえにくい ・しわ、乾燥、色素沈着 ・低温熱傷を起こしやすい
血液造血器系	・造血、止血機能低下	・出血しやすい ・止血しにくい
運動器系	・ホルモン低下➡骨量低下 ・脊柱の骨棘形成 ・関節液減少➡各関節の屈曲化 ・筋繊維硬化➡筋萎縮、筋緊張低下、筋力、 　持久力低下	・骨折しやすい ・脊柱の変形（円背） ・関節可動域狭小 ・不安定、遅い歩行 ・動作緩慢、反射防御困難

透析導入年齢の上昇

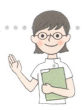

日本の高齢化率が上昇すると共に、導入透析患者さんの平均年齢も上昇しています。その背景は、透析に至るまでの治療が確立してきていることが考えられます。

平均年齢の推移

透析療法の技術進歩もあり、昔よりも身体的に負荷の少ない治療法となってきていることもあるのかもしれません。臨床現場では、90代での透析導入という症例も珍しいことではありません。

▼導入患者の平均年齢の推移

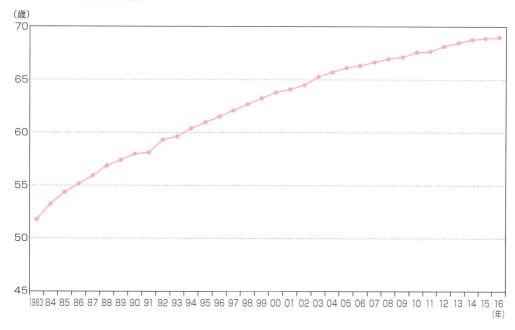

年	1983	1984	1985	1986	1987	1988	1989	1990	1991	1992	1993	1994	1995	1996	1997	1998	1999
導入患者の平均年齢	51.9	53.2	54.4	55.1	55.2	50.9	57.4	58.1	58.1	59.5	59.8	60.4	61.0	61.5	62.2	62.7	60.4

年	2000	2001	2002	2003	2004	2005	2006	2007	2008	2009	2010	2011	2012	2013	2014	2015	2016
導入患者の平均年齢	63.8	64.2	64.7	65.4	65.8	66.2	66.4	66.8	67.2	67.3	67.8	67.8	68.4	68.7	69.0	69.2	69.4

出典：日本透析医学会、図説わが国の慢性透析療法の現況、2016

▼導入患者の年齢と性別

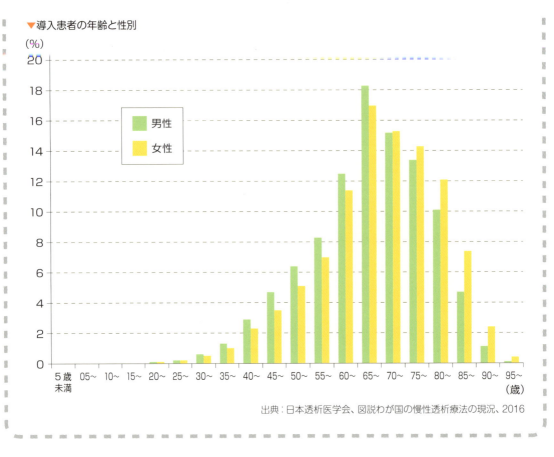

出典：日本透析医学会、図説わが国の慢性透析療法の現況、2016

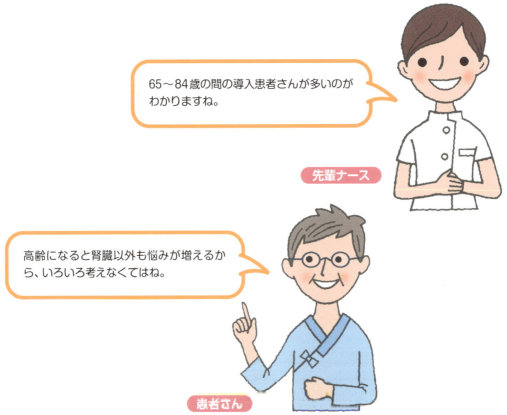

先輩ナース：65〜84歳の間の導入患者さんが多いのがわかりますね。

患者さん：高齢になると腎臓以外も悩みが増えるから、いろいろ考えなくてはね。

透析患者さんの終末期医療

　糖尿病性腎症による透析導入患者さんが増えていき、かつ透析患者さんの高齢化という問題が重なり、ますます透析患者さんは増えていくだろうともいわれています。

　また、多死社会における日本では、透析患者さんの終末期医療を考えなければならない時期に入っていると思われます。

　高齢での透析導入も珍しくないことであり、そのために、これまでより看護のポイントが増えていると感じています。高齢での透析導入は、非常に判断が難しい部分がありますが、広い視野で「本当に必要な治療であるのか？」ということを、医療チームだけでなく、本人、家族などを交えて話し合って決めていくということが大切です。

　日本透析医学会でも「維持血液透析の開始と継続に関する意思決定プロセスについての提言」として発表されていますので、参考にしてみましょう。

▼維持血液透析の開始と継続に関する意思決定プロセスについての提言

提言1：患者への適切な情報提供と患者が自己決定を行う際の支援

1) 医療チームは患者に十分な情報を提供する。
2) 医療チームは患者から十分な情報を収集する。
3) 医療チームは患者が意思決定する過程を共有して尊重する。

提言2：自己決定の尊重

1) 患者が意思決定した治療とケアの方針を尊重する。
2) 現時点で判断能力がなくなっていても、判断能力があった時期に本人が記した事前指示書が存在するときには、患者が希望した治療とケアの方針を尊重する。
3) 判断能力がある患者が維持血液透析を開始する際には、事前指示書を作成する権利があることを説明する。

提言3：同意書の取得

維持血液透析の開始前に透析同意書を取得する。

提言4：維持血液透析の見合わせを検討する状況

1) 患者の尊厳を考慮したとき、維持血液透析の見合わせも、最善の治療を提供するという選択肢の1つとなりうる。
2) 維持血液透析の見合わせを検討する場合、患者ならびに家族の意思決定プロセスが適切に実施されていることが必要である。
3) 見合わせ維持血液透析は状況に応じて開始または再開される。

▼高齢者の透析導入のポイント

- ・本人の自己決定が行えているか
- ・身体的に透析療法が耐えられるか
- ・通院が継続可能であるか
- ・内服管理等、自己管理が可能であるか
- ・家族など、すぐに得られる支援体制があるか

認知症患者さんの透析療法

患者さんの高齢化と共に、広く問題となっているのが認知症を持つ透析患者さんではないでしょうか。血液透析では、来院することを忘れてしまったり、治療中の安静が保てず危険行動につながるということもあります。

腹膜透析では、カテーテルをひっぱってしまったり、清潔操作ができなくなり、家族が治療を行うということもあります。このような状況にある中で、治療継続をどのように考えるのか、非常に難しい問題になっています。

身体抑制などを行いながら、無理やり治療をしていかなければならないのか？ 本人が治療をしようと意思があるときに治療を行うのか？ 倫理的な問題も多く絡まっています。

日ごろから、本人、家族、医療チームで話し合いながら、治療をどのようにしていくのか考えていくことも重要でしょう。

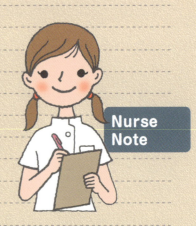

Nurse Note

透析患者の高齢化
（考えるべき視点）

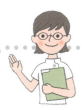

透析患者さんが高齢化することによって、考えるべき視点は次のようになっていると思います。

導入前の課題

透析導入前に考えておきたい視点には以下のものがあります。

☞ ブラッドアクセスはつくれますか？
☞ 本当に導入が必要ですか？
☞ 通院の問題はありませんか？

導入中の課題

透析導入中の視点には以下のものがあります。

☞ 体外循環が耐えられますか？
☞ 認知症などによる危険行動はありませんか？
☞ 服薬や食事などセルフケアは保つことができていますか？

導入後の課題

透析導入後の視点には以下のものがあります。

☞ 終末期に至ったときの治療中止について考えられていますか？
☞ 合併症に対する対処はできていますか？

終末期医療に関する
ガイドライン

日本における、終末期医療に関するガイドラインは厚生労働省が提示している『終末期医療の決定プロセスに関するガイドライン』が中心となると思われます。

終末期医療の決定プロセスに関するガイドライン

ここでは次のように掲げられています。

●終末期医療の決定プロセスに関するガイドライン
・**終末期医療およびケアのあり方**
1) 医師らの医療従事者から適切な情報の提供と説明がなされ、それに基づいて患者が医療従事者と話し合いを行い、患者本人による決定を基本としたうえで、終末期医療を進めることが最も重要な原則である。
2) 終末期医療における医療行為の開始・不開始、医療内容の変更、医療行為の中止などは、多専門職種の医療従事者から構成される医療・ケアチームによって、医学的妥当性と適切性を基に慎重に判断すべきである。
3) 医療・ケアチームにより可能な限り疼痛やその他の不快な症状を十分に緩和し、患者・家族の精神的・社会的な援助も含めた総合的な医療およびケアを行うことが必要である。
4) 声明を短縮させる意図をもつ積極的安楽死は、本ガイドラインでは対象としない。

・**終末期医療およびケアの方針の決定手順**
終末期医療およびケアの方針決定は次によるものとする。

(1) 患者の意思の確認ができる場合
① 専門的な医学的検討を踏まえたうえでインフォームド・コンセントに基づく患者の意思決定を基本とし、多専門職種の医療従事者から構成される医療・ケアチームとして行う。
② 治療方針の決定に際し、患者と医療従事者とが十分な話し合いを行い、患者が意思決定を行い、その合意内容を文書にまとめておくものとする。上記の場合は、時間の経過、病状の変化、医学的評価の変更に応じて、また、患者の意思が変化するものであることに留意して、その都度説明し、患者の意思の再確認を行うことが必要である。
③ このプロセスにおいて、患者が拒まない限り、決定内容を家族にも知らせることが望ましい。

(2) 患者の意思の確認ができない場合
　患者の意思確認ができない場合には、次のような手順により、医療・ケアチームの中で慎重な判断を行う必要がある。
① 家族が患者の意思を推定できる場合には、その推定意思を尊重し、患者にとっての最善の治療方針をとることを基本とする。
② 家族が患者の意思を推定できない場合には、患者にとって何が最善であるかについて家族と十分に話し合い、患者にとっての最善の治療方針をとることを基本とする。
③ 家族がいない場合および家族が判断を医療・ケアチームに委ねる場合には、患者にとっての最善の治療方針をとることを基本とする。

- **複数の専門家からなる委員会の設置**
　上記(1)および(2)の場合において、医療方針の決定に際し、

・医療・ケアチームの中での病態などにより医療内容の決定が困難な場合。
・患者と医療従事者との話し合いの中で、妥当で適切な医療内容についての合意が得られない場合。
・家族の中で意見がまとまらない場合や、医療従事者との話し合いの中で、妥当で適切な医療内容についての合意が得られない場合。

などについては、複数の専門家からなる委員会を別途設置し、治療方針などについての検討および助言を行うことが必要である。

> 透析医療だけでなく、終末期について考えることは様々な場面で増えています。
> ベテランナース

維持血液透析の開始と継続に関する意思決定プロセス

透析療法を行っている患者さんの終末期を、どのように考えるのかも、大きな問題になっています。

十分な場と時間を設ける

透析療法は、その治療によって死に至るということはなく、高齢化に伴う合併症の重症化などによって治療継続が困難となっていくことが多くなります。

「いつ治療を中断するのか」「どこまで続けられるのか」ということを考えながら、決断していくプロセスは、倫理的な問題を解決していくために、十分な場と時間を設けるということが大切だと感じています。

前述の日本透析医学会における「維持血液透析の開始と継続に関する意思決定プロセスについての提言」を参照し、自施設における他職種カンファレンスや、必要に応じた第三者による意見介入なども活用していくことが重要と思われます。

●「維持血液透析の見合わせ」について検討する状態

1) 維持血液透析を安全に施行することが困難であり、患者の生命を著しく損なう危険性が高い場合。
   ① 生命維持が極めて困難な循環・呼吸状態などの多臓器不全や持続低血圧など、維持血液透析実施がかえって生命に危険な病態が存在。
   ② 維持血液透析実施のたびに、器具による抑制および薬物による鎮静をしなければ、バスキュラーアクセスと透析回路を維持して安全に体外循環を実施できない。

2) 患者の全身状態が極めて不良であり、かつ「維持血液透析の見合わせ」に関して、患者自身の意思が明示されている場合、または家族が患者の意思を推定できる場合。
   ① 脳血管障害や頭部外傷の後遺症など、重篤な脳機能障害のために維持血液透析や療養生活に必要な理解が困難な状態。
   ② 悪性腫瘍などの完治不能な悪性疾患を合併しており、死が確実にせまっている状態。
   ③ 経口摂取が不能で、人工的水分栄養補給によって生命を維持する状態を脱することが長期的に難しい状態。

▼「維持血液透析の見合わせ」時の意思決定プロセス*

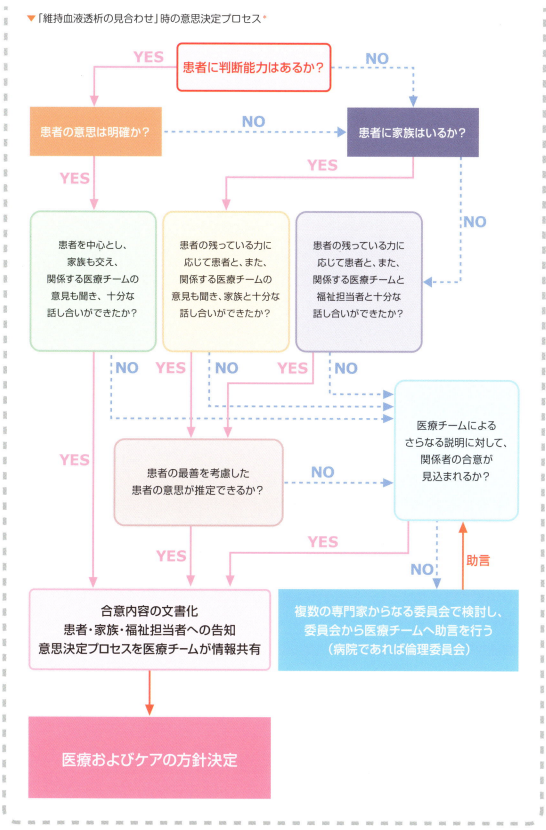

*出典：日本透析医学会、維持血液透析の開始と継続に関する意思決定プロセスについての提言、日本透析医学会雑誌、47巻5号

column 長時間血液透析

　長時間透析は、1回6時間以上、週3回を基本とした、週18時間以上の血液透析を行う方法です。標準的な血液透析（週3回、1回4〜5時間）と比較して、緩やかに、より多くの尿毒素や余分な水分の除去ができるため、合併症の減少や、貧血の改善、栄養状態の改善効果などが期待できます。

日本透析医学会『維持血液透析ガイドライン：血液透析処方』（抜粋）
【定義】
標準血液透析 (intermittent conventional HD)：週3回、3〜6時間未満
長時間血液透析 (long intermittent HD)：週3回、6時間以上
【適応】
1. 通常の血液透析では管理困難な兆候を有する症例
　①心不全兆候を認める、または血行動態の不安定な症例
　②適切な除水、適切な降圧薬管理、適切な塩分摂取管理を行っても高血圧状態が持続する症例
　（理由）
　　長時間血液透析では、除水速度を小さくかつ総除水量を増加することができ体液コントロールの改善が得られるため、血行動態の安定に有効である。特に高齢者など合併症を有する症例では、透析時間の延長は透析低血圧の頻度を減少する。
　③高リン血症が持続する症例
　　血液透析時間延長の効果は、除去効果が拡散に依存する小分子溶質（尿素など）では相対的に少ない。しかしリンは小分子ではあるが、流血中に比して組織内に大量に存在し、さらにその移行速度には酸塩基平衡など多くの要因が複雑に絡んでいるため、リンの除去量を増加させる方法の一つとして、透析時間の延長は有用である。
2. 通常の血液透析により安定している症例で、さらに透析時間・回数を増加することにより、よりよい状態に維持できる可能性がある症例

慢性疾患看護における
コミュニケーション

透析医療だけに関わらず、慢性疾患を持ちながら、
長く生活されている方とのコミュニケーションは看護の基本です。
その手法を獲得し、病を持ちながら過ごされている方の生活が
どのようなものなのか、アセスメントに活用していきましょう。

慢性疾患患者（透析患者）との関わり方

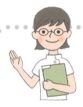

各章において、慢性疾患看護のエッセンスをちりばめてきましたが、ここでは、筆者が慢性腎臓病患者さんに対する看護で見出してきたコミュニケーション技術についてお伝えしようと思います。

患者との対話の質

慢性疾患患者さんだけに通用する技術ではなく、様々な対話の中で活かせる技法であると思っていますので、ぜひいろいろな場面で参考にしていただけたらと思っています。

筆者が、外来で療養指導をするときに、患者さんにかける第一声は、必ず「（体調）いかがですか？」としています。この質問に対する最初の返事の内容が、いまの患者さんにとって最も興味があることであるのではないかと感じ取るためです。

このように看護師の発する声かけ一つで、患者さんとの対話の質が変わってくることを、ぜひみなさんにも感じていただきたいなと思っています。

傾聴する

話をしている間に、悩んでいる様子があったり、表情も観察していきます。長い療養生活がどうであったのか、関心をもって聴いてみましょう。始めの方に返答してくる内容は、患者さんにとっても何らかの興味や関心があることが多いです。そのことを念頭におきながら、次の質問に進んでいきましょう。

> とにかく素直に聴く。話を中断しない。
> 語る内容のみならず、
> 語る順番や語っている様子も見る。
> **自分の価値を押し付けたり、**
> **患者さんを○○な人という決めつけは✕**

質問をする

　聴く側も相手に関心を持って、疑問にしていきましょう。なるべく質問の最初の方は患者さん自身の言葉で表現できるように、広い意味をもてるような表現をして質問をしてみましょう。

　特に長い療養生活をどのように過ごされてきたのかということを伺いましょう。

　例えば、外来でお話をするとき、こちらが、すでに検査結果や体調のことをカルテなどで把握していたとしても、「体調はいかがですか？」と投げかけることで、患者さんの最も気になることから返答を促します。

> ただの情報収集ではなく、
> 質問によって相手が、気が付いたり、
> 思考の整理を促すという意味をこめて
> 質問していく。
>
> **否定的な思考に
> ならないように注意する。**

提案をする

　患者さんが、どうしたらいいかわからずに困っているときは、いくつかの提案をしてみるとコミュニケーションがスムーズになることもあります。

> 患者さん自身が、自分の生活に対して、
> 手立てを見出すことができない場合、
> 看護者から患者さんの生活に組み込める方策を提案する。
>
> **提案が「押し付け」にならないようにする。
> 提案に対して許可をもらい、
> 患者さんの準備性があるか確認をとっておく。**

承認する

　「寄り添う」ということは決してそばにいることであったり、たくさん話しかけたりするようなことではありません。患者さんのニーズに合わせて、その人の思いに添った関わりをとることが重要です。

　例えば、患者さんが「いまは一人で考えたい」という思いをもたれているときには、その思いを尊重していくことが「寄り添う」こととなります。

> 相手のことを認める姿勢を持つ。
> 患者さんがいうことを踏まえて気持ちを伝える。
>
> **「寄り添う」という姿勢で。**

環境を整える

　患者さんの目の前でなく、斜め前に位置したり、距離感もテーブルなどの配置も含めて考えていきます。プライバシーの保護にも努めながら、患者さんが話しやすいように場を整えます。

> 場所、位置、距離感を意識していく。
>
> **圧迫感がなく、記録を取る場合も
> できれば許可をもらう。
> または、意図的な環境整備を考える。**

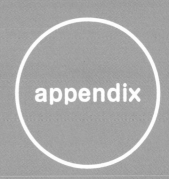

参考資料

・末期腎不全に対する治療手段の比較

・各国の末期腎不全に対する腎代替療法の割合

・透析にかかる主な診療報酬点数

・障害者等加算を算定している患者の状態別割合

末期腎不全に対する治療手段の比較

- 末期腎不全の治療手段には、医学的条件だけでなく、ライフスタイルや年齢、性格なども考慮して治療法を選ぶ必要がある。
- 腹膜透析は血液透析と比較して、生活の制約や食事・飲水の制限が少なく、自由度が高い。

比較の観点	血液透析	腹膜透析	腎移植
必要な薬剤	貧血、骨代謝異常、高血圧などに対する薬剤		免疫抑制薬とその副作用に対する薬剤
生活の制約	多い（週3回、1回4時間程度の通院治療）	やや多い（自宅での透析液交換等）	ほとんどない
食事・飲水の制限	多い（蛋白・水・塩分・カリウム・リン）	やや多い（水・塩分・リン）	少ない
手術の内容	バスキュラーアクセス（シャント）（小手術・局所麻酔）	腹膜透析カテーテル挿入（中規模手術）	腎移植術（大規模手術・全身麻酔）
通院回数	週に3回	月に1～2回程度	移植後の1年以降は月に1回
感染の注意	必要	やや必要	重要
その他	日本で最も実績のある治療法	血液透析に比べて自由度が高い	透析による束縛がない

出典：腎不全 治療選択とその実際【2017年版】（日本腎臓学会、日本透析医学会、日本移植学会、日本臨床腎移植学会）

各国の末期腎不全に対する腎代替療法の割合

わが国の血液透析を行う患者の割合は、他の国に比べて多い。

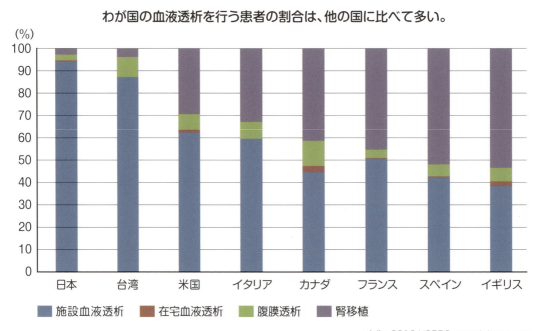

出典：2016 USRDS annual data report

透析にかかる主な診療報酬点数

透析の技術料

J038 人工腎臓（1日につき）
1 慢性維持透析を行った場合
　イ　4時間未満の場合　　　　　　　　2,010点
　ロ　4時間以上5時間未満の場合　　　　2,175点
　ハ　5時間以上の場合　　　　　　　　2,310点
2 慢性維持透析濾過（複雑なもの）を行った場合　2,225点
3 その他の場合　　　　　　　　　　　　1,580点

＜主な加算＞
著しく人工透析が困難な患者等　　　　　120点
透析液水質確保加算1　　　　　　　　　　8点
透析液水質確保加算2　　　　　　　　　 20点
下肢末梢動脈疾患指導管理加算　　　　　100点

※下肢末梢動脈疾患のリスク評価を全患者に行い、ABI、SPP検査の結果に基づいて専門医療機関への紹介を行った場合

J038-2 持続緩徐式血液濾過（1日につき）　1,990点
＜加算＞
著しく人工透析が困難な患者等　　　　　120点

J042 腹膜灌流（1日につき）
1 連続携行式腹膜灌流　　　　　　　　　330点
2 その他の腹膜灌流　　　　　　　　　1,100点

管理料等

＜医学管理等＞
B001 特定疾患治療管理料
慢性維持透析患者外来医学管理料　　　2,250点
※入院中の患者以外の慢性維持透析患者に対して、検査の結果に基づき計画的な医学管理を行った場合に月1回に限り算定。
（検査と画像診断の一部が包括されている。）

糖尿病透析予防指導管理料　　　　　　　350点
※医師が透析予防に関する指導の必要性があると認めた入院中の患者以外の患者に対して、医師、看護師または保健師および管理栄養士等が共同して必要な指導を行った場合に、月1回に限り算定。

＜在宅医療＞（月1回）
C102 在宅自己腹膜灌流指導管理料　　4,000点
※在宅自己連続携行式腹膜灌流を行っている入院中の患者以外の患者に対して、指導管理を行った場合に算定する。

C102-2 在宅血液透析指導管理料　　　8,000点
※在宅血液透析を行っている患者に対して、在宅血液透析に関する指導管理を行った場合。

障害者等加算を算定している患者の状態別割合

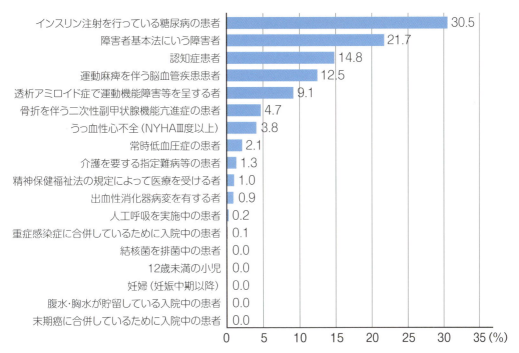

状態	%
インスリン注射を行っている糖尿病の患者	30.5
障害者基本法にいう障害者	21.7
認知症患者	14.8
運動麻痺を伴う脳血管疾患患者	12.5
透析アミロイド症で運動機能障害等を呈する者	9.1
骨折を伴う二次性副甲状腺機能亢進症の患者	4.7
うっ血性心不全（NYHAⅢ度以上）	3.8
常時低血圧症の患者	2.1
介護を要する指定難病等の患者	1.3
精神保健福祉法の規定によって医療を受ける者	1.0
出血性消化器病変を有する者	0.9
人工呼吸を実施中の患者	0.2
重症感染症に合併しているために入院中の患者	0.1
結核菌を排菌中の患者	0.0
12歳未満の小児	0.0
妊婦（妊娠中期以降）	0.0
腹水・胸水が貯留している入院中の患者	0.0
末期癌に合併しているために入院中の患者	0.0

出典：厚生労働省保健局医療課調べ

参考文献

- CKD診療ガイド 2012、東京医学社
- 栗山哲編集、腎臓病診療ゴールデンハンドブック、南江堂、2009
- 兵庫県立大学大学院看護学研究科21世紀COEプログラム、役立ちマニュアル、備えの時期、透析をされている方へ、2007
- 柴垣有吾著、保存期腎不全の診かた―慢性腎臓病（CKD）のマネジメント、中外医学社、2006
- 日本腎臓学会、診療ガイドライン、慢性腎臓病 生活・食事指導マニュアル―栄養指導実践編―、2015
- 特集 高齢患者へのかかわり方ワンポイントアドバイス、Nursing Today、27（2）、2012
- 特集 あなたの病棟の高齢者看護、アセスメントとケアのポイント、臨床看護、36（10）、2010
- マルカム・ノールズ著、成人教育の現代的実践―ペダゴジーからアンドラゴジーへ―、鳳書房、2002
- パトリシア・A.クラントン著、おとなの学びを拓く―自己決定と意識変容をめざして、鳳書房、1999
- 日本腎不全看護学会、腎不全看護 第5版、医学書院、2016

索引

● あ行

アセスメント	93
アンギオテンシン受容体拮抗薬	23
アンドラゴジー	40,41
維持期	71
維持血液透析	97,102
維持血液透析の見合わせ	102
痛み止めのテープ	47
医療費の助成制度	85
エリクソン	92
エリスロポエチン	25
塩分制限	25

● か行

外来受診時のチェックポイント	67
回路トラブル	49
拡散	58
下肢つれ	54
合併症	76
合併症のリスク	22
カテーテルトラブル	69
カテーテル留置	62
カリウム	29,58
カルシウム	80
環境を整える	108
看護(治療後)	55
看護(治療中)	53
看護(治療前)	46
看護のポイント	19,21
患者教育	41
教育的支援	40
狭窄	79
クレアチニン	29
クレメジン	25
経口吸着薬	25
傾聴する	106
血圧管理	24
血圧を上げるホルモン	78
血圧を下げるホルモン	78
血液検査における腎機能の説明	29
血液透析	36
血液透析回路	50
血液透析患者	42,82
血糖管理	24
検査データ	30
降圧療法	23
高額療養費制度	86
抗凝固剤	45
高血圧治療ガイドライン	23
厚生労働省基準	38
高齢化	90,99
骨ミネラル異常症	80

● さ行

災害対策	87
支援費制度	85
糸球体ろ過値	17
止血確認	55
脂質管理	24
質問をする	107
社会的問題	33
社会保障制度	84
シャント	47,48,50
シャント感染	79
シャント管理	48
シャント関連合併症	79
重症度	17
重症度分類	18
終末期医療	97
終末期医療に関するガイドライン	100
終末期医療の決定プロセス	100
手技の獲得	64
循環器系合併症	77
障害者手帳1級	84
障害者等加算を算定している患者	111
障害年金	85

113

承認する	108
食事管理	24, 57, 72
ショック体位	53
自律したマネジメント	40
腎移植	36
腎機能	27
腎臓	12
腎臓移植	35
腎臓の位置・構造	13
腎臓の機能低下	16
腎臓の仕組み	12
腎臓の役割	13, 15
腎臓病患者	40
身体障害者手帳	85
腎代替療法	35, 36, 62
腎代替療法の違い	36
腎代替療法の割合	110
腎不全	17
診療報酬点数	111
推算GFR	29
スチール症候群	79
ステージ	17
生活指導	26
生活習慣の改善	24
成人教育	40
成人教育学	40
精神的ケア	31
精神的負担	31
セルフマネジメント	40
全身症状	30
臓器別症状	27
ソーシャルワーカー	33

● た行

ダイアライザー	44, 51
体重測定	46, 55
対話の質	106
タンパク制限	24
注液	70
長期的な療養生活	31
長時間血液透析	104
治療スケジュール	66
治療選択時の看護	37

治療中のリスク	53
提案をする	107
低分子ヘパリン	45
適正除水量	77
適正体重	77
透析医療	33
透析合併症	76
透析看護	12
透析患者数	42
透析患者の高齢化	99
透析患者数の状況	88
透析機器	44, 49, 55
透析機器の準備	44, 63
透析機器のチェック	49, 55
透析導入	38
透析導入年齢	95
透析療法	35, 36
導入期	54, 71
糖尿病腎症各期	19
特別障害者手当	85
ドライウェイト	77, 78
ドライウェイトの評価方法	78
トラブルの対処方法	69

● な行

尿	13, 15, 16
尿素窒素	29
尿中Na量	25
尿毒症(症状)	30
認知症患者	98

● は行

排液	70
バイタルサイン	46, 53, 55
排便管理	81
排便コントロール	25
排便マッサージ	81
白衣高血圧症	23
バック交換の頻度	66
バトラー	92
皮膚掻痒	81
皮膚トラブル	81

標準的な治療	22
標報	87
ピロ	51
フィジカルアセスメント	27
フィジカルアセスメントのポイント	28
フィジカルチェック	93
不均衡症候群	54
腹膜透析	36,60,62
腹膜透析療法	60
腹膜の透過性	73
不潔操作	69
プライミング	44
ブラッドアクセス	46
フレイル	82
フレイルサイクル	82
フレイルの予防ポイント	83
フレイル予防	82
プレフィルドシリンジタイプ	45
平均年齢	95
併用療養	74
ペタゴジー	41
ヘパリン	45
ヘマトクリット	29
ヘモグロビン	29
便秘・皮膚トラブル	81
保存期腎不全	22
ボタンホール穿刺	47

● ま行

末期腎不全	15
末期腎不全に対する治療手段	110
末期腎不全の治療手段	35,110
慢性疾患看護専門看護師	37
慢性腎臓病	17
慢性腎臓病における看護	33
慢性腎臓病の治療目的	21
慢性腎臓病の定義	17
慢性腎不全	17
メシル酸ナファモスタット	45

● や行

寄り添う	37,108

● ら行

ライフサイクル	92
罹患	92
リスクファクター	22
療養生活	92
リン	29,80
レディネス	41
練習キット	64
老年期	92
濾過	16

● アルファベット

ACE阻害薬	23
CAPD	66,72
CAPDカテーテル	68
Chronic Kidney Disease	17
Chronic Renal Failure	17
CKD	17,22
CKDステージ	24
GFR	29
HD	36,57
PD	36
PDファースト	61
PDラスト	61
PET	73
PET検査	73

【著者紹介】
植木 博子（うえき ひろこ）
2001年 看護師免許取得
2009年 日本看護協会 慢性疾患看護専門看護師 認定

【図版・イラスト】
タナカ ヒデノリ

【キャラクター】
大羽 りゑ

【編集協力】
株式会社エディトリアルハウス

看護の現場ですぐに役立つ
透析ケアのキホン

発行日	2018年 7月 1日	第1版第1刷
	2022年 1月25日	第1版第2刷

著 者　植木 博子

発行者　斉藤 和邦
発行所　株式会社 秀和システム
　　　　〒135-0016
　　　　東京都江東区東陽2-4-2　新宮ビル2F
　　　　Tel 03-6264-3105（販売）Fax 03-6264-3094
印刷所　三松堂印刷株式会社　　Printed in Japan

ISBN978-4-7980-5429-2 C3047

定価はカバーに表示してあります。
乱丁本・落丁本はお取りかえいたします。
本書に関するご質問については、ご質問の内容と住所、氏名、
電話番号を明記のうえ、当社編集部宛FAXまたは書面にてお送
りください。お電話によるご質問は受け付けておりませんので
あらかじめご了承ください。